RECHERCHES

SUR

LA NATURE ET LE TRAITEMENT

DES TEIGNES

PAR

M. E. BAZIN,

MÉDECIN DE L'HÔPITAL SAINT-LOUIS.

PARIS,

CHEZ L. LECLERC, LIBRAIRE,

Rue de l'École-de-Médecine, 14.

1853

RECHERCHES

SUR

LA NATURE ET LE TRAITEMENT

DES TEIGNES.

RECHERCHES

SUR

LA NATURE ET LE TRAITEMENT

DES TEIGNES

PAR

M. E. BAZIN,

MÉDECIN DE L'HÔPITAL SAINT-LOUIS.

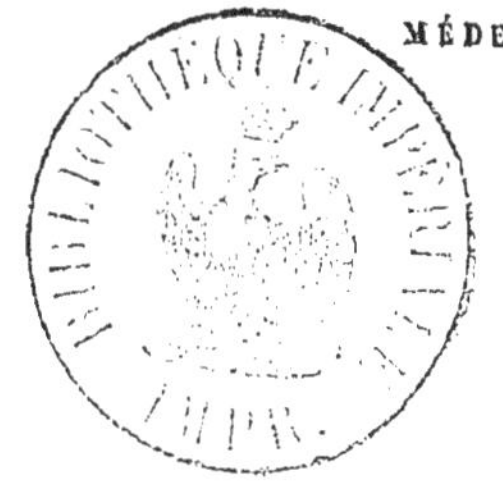

PARIS,

IMPRIMERIE DE POUSSIELGUE, MASSON ET Cie,

Rue Croix-des-Petits-Champs, 29.

1853

AVANT-PROPOS.

J'ai introduit, en 1850, la méthode des frictions générales dans le traitement de la gale; de vingt j'ai réduit à deux le nombre de frictions à faire avec la pommade d'Helmérich.—Ce traitement, efficace et rapide, était substitué à un traitement long et incertain.

On a contesté d'abord l'efficacité du nouveau traitement; puis quand il a fallu se rendre à l'évidence, on a dit que ce traitement n'était pas nouveau. La critique envieuse est allée plus loin : elle a controuvé les faits et rapporté l'honneur de la découverte ou à des empiriques ou à des personnes étrangères qui suivaient alors ma visite. Il m'eût été trop facile de répondre à de pareilles assertions, j'ai gardé le silence.

Aujourd'hui, je viens initier le public médical à mes recherches sur la nature, le siége et le traitement des teignes.

N'était-ce pas une honte, pour la science et pour

notre temps, de voir qu'après dix-huit mois d'un séjour inutile dans nos hôpitaux de malheureux teigneux étaient obligés de recourir à l'empirisme pour se débarrasser d'un mal qui les séquestrait d'avec la société ! J'ose espérer qu'il n'en sera plus ainsi à l'avenir. Je crois avoir soulevé un coin du voile qui dérobait aux yeux la vérité sur la thérapeutique des teignes ; comme pour la gale j'ai dégagé *l'inconnue* des traitements empiriques.

Il y a entre la teigne et la gale plus de rapports qu'on ne pense, et le traitement de l'une devait conduire à la thérapeutique de l'autre. La gale est produite par un animal parasite; la teigne est entretenue par un végétal parasite. On guérit la première affection par les agents insecticides ; on devait guérir la seconde par les agents parasiticides. Mais dans l'un et l'autre cas, pour atteindre le but, il fallait un contact immédiat de l'agent destructeur avec le parasite partout où il siége, d'où la nécessité de la friction générale dans la gale et de l'épilation, suivie de lotions parasiticides, dans la teigne.

La mentagre était une maladie d'une curation longue, difficile, incertaine.—Nous la guérissons presque instantanément par l'épilation.

Serai-je plus heureux pour la teigne que je ne l'ai été pour la gale ? Non, assurément, et je prévois d'avance tout ce que pourra dire encore une critique jalouse.

On révoquera les faits en doute; mais la vérité

percera malgré tout. Quelques-uns objecteront que ce traitement n'est pas nouveau ; d'autres que l'épilation par les pinces est un mode d'arrachement des cheveux long et douloureux, qui méritait de rester dans l'oubli ; que le sublimé, l'acétate de cuivre étaient depuis longues années employés dans le traitement de la teigne. Que dira-t-on pour la mentagre...... L'arrachement des poils, de la barbe, des moustaches ! mais c'est un supplice atroce.

D'autres, mieux intentionnés, répéteront nos expériences ; je doute qu'ils réussissent. La patience leur fera défaut, et la moindre inobservation des règles thérapeutiques que nous avons posées sera suivie de déceptions ; il y aura des récidives, et ce qui aurait dû être mis sur le compte de l'opérateur sera mis sur le compte du procédé.

Un paysan, venu du fond de sa province à l'hôpital Saint-Louis, pour se faire soigner d'une tumeur blanche du genou et de carie scrofuleuse, est entré dans mon Pavillon vers le mois de juillet. Ce paysan faisait métier, dans son village, de guérir la teigne, et probablement il la guérissait mieux et plus vite qu'on ne le fait dans les hôpitaux de Paris ; il pratiquait surtout l'épilation avec une incroyable habileté. Voilà donc un nouveau Bajard, à qui doit revenir tout l'honneur de notre traitement des teignes. (1)

(1) Il ne reste plus qu'une chose pour que la similitude soit parfaite entre 1850 et 1852 ; c'est qu'un médecin étranger, admis à suivre ma visite, vienne dire qu'il a reçu de moi l'autorisation de

J'aurais pu, j'aurais dû peut-être donner plus d'extension à ce mémoire, traiter la question séméiotique, rapporter mes expériences sur la contagion; mais j'avais hâte de faire connaître au public les résultats heureux de ma thérapeutique.

Qu'il me soit permis d'adresser mes remerciments aux personnes qui ont bien voulu m'aider dans ce travail, à MM. Magnan, Lafargue et Trastour, mes internes, et en particulier à M. Deffis, qui m'a assisté dans toutes les expériences microscopiques.

Sans l'admirable dévouement de notre religieuse, de madame Saint-Isidore, qui, depuis vingt ans, dirige avec tant d'aptitude et de zèle le Pavillon Saint-Mathieu, il m'eût été difficile d'arriver aux résultats que j'ai obtenus. Les teigneux, repoussés de la société, ont généralement un caractère difficile, hargneux; bien souvent, dès l'enfance, ils laissent apercevoir de mauvais penchants; idiots ou enclins à la malice, ils sont toujours disposés à se soustraire aux manœuvres de l'épilation qui les ennuie. Je dois à madame Saint-Isidore cette justice, que, pendant dix mois, elle m'a soutenu et puissamment secondé dans le travail pénible que j'ai entrepris.

Beaucoup de nos petits malades, blêmes, maigres, chétifs lors de leur entrée à l'hôpital, sont d'une santé florissante, quand ils en sortent. Ce serait

répéter dans mon service mes *propres expériences*, afin de s'approprier les faits et de les publier sous son nom. En tout cas, je déclare d'avance que je n'ai donné à personne une pareille autorisation.

à tort que l'on rapporterait un changement aussi heureux à une cause unique, la guérison de la teigne; on doit surtout y voir les résultats d'une salutaire modification du moral. Tous ces enfants ont renoncé à des habitudes perverses; de tels résultats sont le fruit d'une surveillance incessante et de l'instruction religieuse que l'on reçoit à l'hôpital.

RECHERCHES

SUR

LA NATURE ET LE TRAITEMENT

DES TEIGNES.

CHAPITRE PREMIER.

NOTIONS GÉNÉRALES SUR LES TEIGNES.

Les dermatologistes ont banni du langage médical le mot *teigne*, qui, suivant eux, s'appliquait à beaucoup d'affections différentes et par là même ne pouvait qu'embrouiller l'étude de la pathologie cutanée.

C'est en vain que Alibert a cherché à réhabiliter cette expression vieillie en créant sa famille des dermatoses teigneuses. Uniquement établie sur la communauté de siége, cette famille comprend des affections toutes différentes de nature ; aussi le célèbre dermatographe, à son insu, a-t-il contribué plus que personne à faire rejeter d'une manière définitive le mot qu'il voulait conserver dans la science.

Doit-on supprimer le mot *teigne*? Je pense qu'il y a de l'avantage à garder ce mot, comme expression générique pour désigner tout un ordre d'affections contagieuses propres au système pileux. Toutefois il est bon de lui donner une signification précise, et c'est ce que nous permettent de faire les travaux micrographiques de nos contemporains.

Je définirai la teigne : *une affection des poils, produite ou entretenue par la présence d'un végétal parasite.*

Cette définition, comme on voit, précise le siége et la nature de la maladie : là où il y a absence de poils, il ne peut y avoir de teigne, et quand les poils sont détruits, la teigne se guérit d'elle-même. (1)

Nous faisons du champignon un caractère essentiel de la teigne et, si l'on peut ainsi dire, tout à fait pathognomonique. C'est cet élément nécessaire qui détermine la nature de l'affection ; sans lui il n'y a pas de teigne, de même qu'il n'y a pas de gale sans acarus.

Si l'on doit admettre que la gale est essentiellement constituée par l'acarus et que les éruptions papulo-vésiculeuses et pustuleuses ne sont que la conséquence des piqûres de l'insecte, *à fortiori* doit-on considérer la teigne comme étant essentiellement constituée par le champignon. C'est ce cryptogame, en effet, qui forme presqu'à lui seul tout le produit morbide dans la teigne, quand celle-ci n'a pas été dénaturée par des applications irritantes. Le pus, la sérosité purulente sont des éléments en général étrangers à la composition des matériaux de la teigne. On a, mais à tort, avancé le contraire.

Ce n'est pas que l'existence du champignon de la tei-

(1) Il ne faut pas inférer de là que la présence du poil est nécessaire au développement de tout dermophyte. On a trouvé des productions végétales à la surface de vieux ulcères. Le muguet a pour siége les follicules mucipares, etc.

gne ait été admise par tout le monde. M. Cazenave (1) s'est déclaré l'adversaire de la micrographie ; il s'est complu à voir dans les travaux des micrographes une tendance générale à rattacher toutes les affections de la peau à l'existence de plantes parasites et a combattu par une série d'arguments plus spécieux que solides l'opinion qui rapporte les teignes à la présence de végétaux cryptogamiques. Suivant lui, le champignon de la teigne ne se montrerait qu'accidentellement dans les produits faviques. C'est là une erreur, car non seulement le champignon est constant dans la teigne ; mais encore, ainsi que nous venons de le dire, il compose à lui seul presque la totalité des produits morbides. Quand il commence à naître, les personnes peu habituées aux études microscopiques, pourraient facilement le confondre avec les éléments anatomiques normaux de l'épiderme et des poils ; mais dès qu'il est arrivé à maturité, l'erreur n'est plus possible et l'œil le moins exercé le reconnaît à l'instant même (Voir *Nature* et *Siége*.)

Nous divisons les teignes en primitives et consécutives. Cette division, qui n'a pas été établie par les auteurs, est cependant de la plus haute importance tant au point de vue du diagnostic qu'au point de vue de la thérapeutique. Les teignes primitives sont en général plus étendues et plus rebelles que les teignes consécutives.

Les teignes primitives sont celles qui naissent spontanément, sans avoir été précédées d'aucune affection de la

(1) Je puis très bien ne pas partager l'opinion de M. Cazenave sur la nature de ces affections, sans pour cela méconnaître les immenses services qu'il a rendus à la science dermatologique et en particulier à l'histoire des teignes.

peau ; les teignes consécutives se développent sur de l'herpès ou sur des surfaces déjà atteintes depuis un temps plus ou moins long de mentagre, de lichen ou d'eczéma chroniques.

Une autre division non moins importante est celle relative au siége : teignes du cuir chevelu et teignes du corps. Ces dernières sont toujours moins rebelles à cause de l'isolement et du peu de profondeur des bulbes pileux sur les régions du corps autres que le cuir chevelu.

Le développement des teignes a deux périodes distinctes. Dans la première, le végétal parasite, ou si l'on veut le produit morbide de la teigne est intérieur et se trouve enfermé dans les différentes parties constituantes du cheveu, le bulbe, la capsule ou dans la tige elle-même ; il ne s'annonce, à cette période, que par une altération plus ou moins sensible des cheveux. Dans la seconde période, le champignon, de couleur jaune ou blanche, devient apparent ; il se montre à l'extérieur plus ou moins vivace et avec des formes plus ou moins régulières. Toutefois il faut ajouter que dans certaines variétés de teignes le champignon n'est pas visible à l'extérieur. C'est ce qui a lieu dans la mentagre, dans le vitiligo du cuir chevelu et le porrigo decalvans.

Les teignes sont souvent accompagnées d'un état congestif du derme, occasionné par la présence du corps étranger, le champignon. Cette congestion est surtout très marquée dans le favus. Elles sont accidentellement compliquées d'inflammations pustuleuses. La mentagre est la teigne dans laquelle on observe le plus souvent cette complication de pustules. Enfin comme accidents locaux et communs à toutes les teignes, nous pouvons noter les altérations de sensibilité, les démangeaisons, un prurit qui ne s'élève guère jusqu'à la douleur que quand la teigne se complique d'un état inflammatoire du derme; puis l'altération des poils, leur flétrissure, leur atrophie, leur décoloration et leur chute.

Les teignes ont en général une marche lente. Cela toutefois dépend beaucoup de l'idiosyncrasie des sujets, des conditions toutes particulières du terrein sur lequel se développe la plante parasite. Ainsi, nous voyons, chez certains sujets, le favus en peu de temps envahir tout le cuir chevelu et chez d'autres rester circonscrit, borné à un très petit espace pendant des années entières. Il en est de même de l'herpès tonsurant, de la mentagre, etc.

Abandonnées à elles-mêmes, elles persistent indéfiniment. Quelques-unes cependant, après avoir fait d'assez notables progrès, pendant un certain temps, s'arrêtent tout à coup dans leur marche. Les cheveux repoussent sur les parties dégarnies et la guérison spontanée a lieu sans que l'on puisse connaître la cause d'une aussi heureuse terminaison. Dans d'autres circonstances la guérison a lieu par la chute des poils, suivie d'une alopécie permanente; le champignon meurt faute de nourriture. C'est à la suite de cette terminaison que l'on observe ces cicatrices si remarquables dans le favus et le vitiligo; tout le pigmentum a été détruit et emporté par la plante parasite.

Les teignes sont des affections essentiellement locales, qui ne réagissent aucunement sur la santé générale. Le favus ne fait pas exception à cette règle. C'est bien à tort que Lorry a dit : *Tinea in strumas abiret et aut phthisi conficerentur, aut hydrope tandem obstructi perirent.* (1)

(1) De morbis cutaneis. p, 477.

Il n'y a aucun rapport de cause à effet entre la scrofule et la teigne; mais certaines influences hygiéniques, telles que la misère et la malpropreté, prédisposent à la scrofule aussi bien qu'à la teigne. C'est ce qui explique pourquoi l'on trouve assez souvent réunies sur le même sujet l'une et l'autre affection.

L'engorgement des glandes lymphatiques qui se trouvent dans le voisinage des parties malades est un engorgement sympathique et n'offre nullement le caractère tuberculeux propre aux adénites scrofuleuses.

Nous admettons cinq espèces de teignes, dans l'état actuel de la science.

1° Teigne faveuse *(Porrigo favosa* et *scutulata)*.

2° Teigne tonsurante. *(Teigne tondante* de Mahon, *herpès tonsurant* de M. Cazenave).

3° Teigne mentagre ou *sycosique*.

4° Teigne achromateuse. *(Porrigo decalvans* de Bateman, *vitiligo* du cuir chevelu de M. Cazenave).

5° Teigne décalvante. *(Alopécie idiopathique)*.

On nous objectera que ces cinq affections ne sont pas contagieuses et que par conséquent notre définition de la teigne ne peut convenir à chacune d'elles ; mais on reconnaît généralement des propriétés contagieuses au favus et à l'herpès tonsurant, le doute n'existerait donc que pour la mentagre, le vitiligo et le porrigo decalvans.

Si la contagion de la mentagre n'est pas généralement admise par les auteurs, on sait cependant que, sans parler de la mentagre de Pline, des faits de contagion ont été rapportés entre autres par M. Foville. Ce n'est peut-être pas sans raison que beaucoup de malades, affectés de mentagre attribuent leur maladie à l'action d'un rasoir malpropre. Quant à moi, me fondant sur la nature de toutes ces affections, je les considère toutes comme contagieuses à des degrés divers, et les faits que j'ai par devers moi m'autorisent à penser que dans le porrigo decalvans en particulier l'affection se propage souvent d'une région à une autre par l'intermédiaire du peigne qui transporte ainsi avec lui le principe contagieux.

CHAPITRE II.

STRUCTURE MICROSCOPIQUE DES POILS.

Avant d'aborder l'étude de l'évolution des teignes, nous croyons devoir, pour l'intelligence du sujet, donner une idée de la structure des poils dans l'état sain.

Nous nous bornerons à reproduire ici très succinctement des détails anatomiques que Henlé, Mandl et beaucoup d'autres auteurs ont exposés plus longuement dans leurs ouvrages et dont nous avons pu nous-même vérifier la parfaite exactitude. Nous y avons ajouté quelques observations ou rectifications qui nous sont propres.

Le dessin que nous avons mis en regard de la description donnera une idée plus juste des rapports qu'ont entre elles les différentes parties constituantes du poil.

Le poil est formé de deux parties, la racine (Pl. I, *fig.* 1, A) et la tige (B).

La racine est tout entière insérée dans l'épaisseur de la peau. La tige est libre dans toute son étendue, si ce n'est à sa réunion avec la racine, où dans l'espace de quelques millimètres elle se trouve sous-épidermique et intra-épidermique.

Pour plus de simplicité nous diviserons le poil en deux parties, l'une intra-cutanée, l'autre extra-cutanée. La première sera, si l'on veut, la racine, la seconde la tige.

La tige du poil, vue au microscope, se compose de deux parties distinctes l'écorce (C) et la moelle (D) dans les gros poils, et d'une seule partie, l'écorce, dans les petits, le *duvet* ou les poils *follets*.

L'écorce, beaucoup moins colorée que la partie centrale, est d'autant plus foncée que le poil est plus noir : elle paraît formée de fibres longitudinales (E), en général parallèles, très sensibles vers la racine, et d'autant moins distinctes qu'on se rapproche davantage de la pointe.

Ces fibres sont droites, plates, à bords nettement dessinés, plus accusés que le centre, larges de $0^{mm},002$ à $0^{mm},003$. C'est à tort qu'Henlé les dit cassantes, elles sont flexibles et ne deviennent cassantes que dans l'état morbide.

Outre ces fibres longitudinales on distingue encore sur la tige et surtout à sa réunion avec la racine des stries transversales ou oblongues (Pl. I, *fig.* 1, F. *fig.* 2, A), souvent très rapprochées, droites ou bifurquées et anastomosées. Ces stries sont généralement plus larges que les fibres longitudinales ; elles ont des bords ombrés et ne s'aperçoivent qu'à la superficie. Henlé les considère comme formées de squamules épidermiques, qui se recouvriraient à la manière des tuiles d'un toit. Elles tombent par le contact de l'acide sulfurique. Ce sont, sans doute, ces stries transverses qui par leurs divisions et anastomoses constituent ce que quelques anatomistes ont appelé les fibres en spirale ; ce sont elles qui, par leur disposition, ont fait croire que le poil était formé d'une série de cônes emboîtés.

La moelle ou partie centrale (D) occupe le quart ou le cinquième du diamètre du poil; elle n'existe pas toujours, et souvent elle est interrompue de distance en distance ou bien elle est bifurquée, divisée en deux bandelettes parallèles dans une plus ou moins grande étendue de la longueur du poil.

Au microscope elle semble composée de globules pigmentaires (G), qui ne paraissent pas différer beaucoup de ceux du bouton. On les voit assez souvent sous la plaque de verre se séparer, se réunir, former une série continue et quelquefois s'échapper par l'extrémité du cône qui termine la tige du poil comme s'ils sortaient d'un canal central. Heusinger (1) serait assez disposé à admettre la perforation des poils à leur pointe. Il y aurait là une ouverture par laquelle pourraient s'échapper les globules de pigment. Les faits rapportés par certains auteurs de cheveux qui déteignent viendraient à l'appui de cette opinion.

C'est de la moelle que dépend en grande partie la couleur du poil. Dans les cheveux blancs elle est plus claire que l'écorce. Cette substance paraît formée de graisse et de matière colorante où, d'après les analyses chimiques, il existerait des traces d'oxyde de fer.

Enfin sur la tige on aperçoit encore çà et là de petites plaques épidermiques peu adhérentes. (H)

La racine du poil mérite d'être étudiée avec le plus grand soin. Nous donnons, comme on sait, le nom de racine à la partie intra-épidermique, à cette portion renflée qui termine le poil après l'arrachement.

(1) *Journal complémentaire des sciences médicales*, tome XIV, page 235.

La racine comprend le prolongement radiculaire de la tige (I) et la capsule (K).

Le prolongement radiculaire de la tige est constitué de bas en haut par le bouton (Pl. I, *fig.* 1, L, *fig.* 2, B), la souche (Pl. I, *fig.* 1 M, *fig.* 2, C) et l'origine proprement dite du poil. (Pl. I, *fig.* 1 N et *fig.* 2, D). Le bouton (Henlé) est le point noir qui se voit à l'extrémité de la racine après l'arrachement d'un poil. Au microscope c'est un corps noir, renflé, conoïde ou cylindrique, dont l'extrémité inférieure est ordinairement évasée, souvent plus échancrée à la face antérieure qu'à la face postérieure. Son contour épais et arrondi donne assez habituellement insertion à des conglomérats de points noirs sous forme de rayons (Pl. I, *fig.* 1, O) plus ou moins sinueux, inégaux, et qui représentent assez bien le chevelu des racines bulbeuses. L'extrémité supérieure du bouton est un peu élargie et offre des globules pigmentaires étoilés (Pl. I, *fig.* 1 P et *fig.* 2 E), puis l'origine des fibres longitudinales. (Pl. I, *fig.* 1 Q, et *fig.* 2 F).

Quand après une macération de quelques jours dans l'alcool, on fait à la peau une coupe horizontale de manière à enlever, avec l'épiderme, la partie superficielle du derme, et qu'on examine la tranche entre deux lames de verre par la surface profonde, en s'aidant d'une forte loupe on distingue parfaitement la papille pilifère (Pl. I, *fig.* 3 A), et l'on voit que le bouton n'est autre chose qu'un cône creux dans lequel elle est emboîté.

La papille pilifère est courte et composée d'un tissu jaunâtre, comme pulpeux, pénétré de vaisseaux sanguins et de filets nerveux. Nous avons vu ces vaisseaux très distinctement sur la peau du porc et du bœuf. Nous les avons vus très dilatés sur le cuir chevelu d'un teigneux qui avait succombé à une diathèse tuberculeuse.

La souche est formée par l'épanouissement du bouton et l'évolution des fibres longitudinales. Les globules pigmentaires à l'extrémité supérieure du bouton s'isolent, s'allongent, deviennent ovoïdes, se dépouillent peu à peu de leur matière colorante, prennent la forme de grains d'orge, puis s'allongent encore, deviennent serpentiformes, et bientôt ne sont plus que l'origine des fibres longitudinales qui se prolongent dans la tige pour en former l'écorce; ces fibres longitudinales commençantes sont coupées à leur surface par des stries transverses, oblongues, souvent très rapprochées.

C'est à la partie supérieure et centrale de la souche que commence la moelle. Là on reconnaît assez souvent la naissance de la tige (Pl. I, *fig.* 1 R) à l'existence d'un cône dont le centre est occupé par la moelle formée de globules pigmentaires et la circonférence de fibres longitudinales rapprochées qui constituent l'écorce. Nous avons vu, sur quelques poils, une série continue de globules pigmentaires, au centre de la souche, partant de l'extrémité supérieure du bouton, venant aboutir à l'origine de la moelle et se continuer avec elle. Il suit de là que c'est principalement à la surface du bouton et de la souche que s'opère l'élaboration des globules pigmentaires, qui doivent former les fibres longitudinales, ou, si l'on veut, la substance corticale du poil, tandis que le centre du bouton laisse passer des globules pigmentaires peu modifiés, qui vont se réunir à la partie centrale de la tige pour en former la moelle.

Ces diverses parties constituantes de la racine du poil, le

bouton, la souche et la naissance de la tige sont renfermées dans la capsule, surmontée de la gaîne épidermique (Flourens).

La capsule (Pl. I, *fig.* 1 X) se compose de deux membranes. L'une externe (Pl. I, *fig.* 1 T) grenue, jaunâtre, qui prend naissance en bas sur le contour du bouton, et se continue en haut et en dehors avec la partie profonde et pigmentaire de l'épiderme. L'autre interne (Pl. I, *fig.* 1 V) translucide et mince offrant des vacuoles, prend naissance en bas au-dessus de la précédente sur le contour du bouton, et se termine en haut au canal épidermique du poil, en se repliant du côté de la tige.

Le canal épidermique du poil, gaîne épidermique de Flourens, entoure la tige à sa sortie de la capsule ; il est formé d'un épiderme squameux *adhérent* au poil, et se continue en dehors avec la partie superficielle de l'épiderme cutané.

Toute cette partie intra-cutanée du poil est elle-même logée dans une petite cavité dermique qu'on nomme le follicule, ou membrane externe de la capsule. Le follicule est une enveloppe cellulo-fibreuse qui, par sa face externe, est continue avec le derme ou avec le tissu cellulaire sous-jacent, et qui, par sa face interne, est en rapport avec la tunique grenue de la capsule, à laquelle elle est assez souvent unie par des filaments que l'on peut distinguer à la loupe après l'arrachement des poils ; ces filaments ne sont autre chose que des tractus celluleux.

Le follicule, comme le bulbe qu'il renferme, a une direction oblique dans l'épaisseur de la peau.

Les rapports des follicules pileux avec les follicules sébacés ont occupé longtemps les anatomistes. On s'accorde assez généralement aujourd'hui à n'admettre, avec M. Cruveilhier, entre ces petits organes, que des rapports de contiguïté ou de juxta-position. Jamais le poil ne traverse un follicule sébacé à sa sortie de la peau; ce qui a pu induire en erreur, c'est que l'on voit assez souvent sortir d'un crypte hypertrophié un filament sous forme de poil, qui n'est autre chose qu'une excrétion vermiculaire de sébum.

Les follicules sébacés ne viennent jamais s'ouvrir dans la capsule ou le conduit épidermique du poil. Les glandes annexes ou auxiliaires des poils, figurées d'après Gurlt, dans l'atlas de Mandl, ne sont peut-être que des glandes sudoripares; en tout cas, il y aurait toujours erreur dans l'indication fausse des points où viennent aboutir les conduits excréteurs de ces glandes.

CHAPITRE III.

EVOLUTION DES TEIGNES.

A.—*De la Teigne faveuse.*

Le favus est une teigne ayant ordinairement pour siége le cuir chevelu, mais pouvant indistinctement occuper toutes les régions du corps où existent des bulbes pileux; caractérisé par la décoloration des cheveux, leur chute et l'alopécie qui en est la conséquence, et par la production de croûtes sèches plus ou moins étendues et saillantes, inégales ou creusées en godet, d'une couleur jaune de soufre ou d'un blanc jaunâtre, exhalant une odeur *sui generis*.

Le favus présente dans son aspect extérieur, son développement et sa marche, trois formes que les auteurs ont décrites sous les noms de favus *urcéolaire*, *scutiforme* et *squarreux*.

L'évolution favique, en général, peut être partagée en trois périodes. — Dans la première, le cheveu seul est altéré, la peau sur laquelle le poil est implanté n'a subi aucune modification, la démangeaison n'existe pas encore ou elle est à peine sensible. — Dans la seconde période, l'altération du poil est plus avancée ; le champignon favique apparaît extérieurement sous forme de concrétions jaunâtres, précédé ou non de congestion tégumentaire et d'une hyper-sécrétion d'épiderme ; il subit toutes les phases de son développement plus ou moins régulier. — Dans la troisième période, l'altération des cheveux est parvenue à son plus haut degré : les poils tombent d'eux-mêmes, des cicatrices succèdent à leur chute. Les parties moins malades sont couvertes de débris de croûtes qu'on a justement comparées à certains lichens, à des fragments pulvérulents de plâtre ou de terre argileuse desséchée.

Cet ensemble des trois périodes du favus peut se présenter et se présente fort souvent sur la même tête. Il existait sur un grand nombre de nos malades.

1° Favus urcéolaire, disséminé, isolé, indépendant, porrigo favosa, tinea lupinosa, teigne alvéolaire, etc.

Il peut se développer sur toutes les parties du corps couvertes de poils ; c'est le plus souvent au cuir chevelu qu'on l'observe. Il occupe quelquefois toute la surface du corps (favus général), — primitif ou consécutif à d'autres affections de la peau et notamment à l'herpès circiné qui favorise son développement. Sur vingt-huit enfants que renferme l'une de nos salles, la salle Saint-Prosper au pavillon Saint-Mathieu, à un moment donné, vingt-six malades se sont trouvés atteints d'herpès circiné. Sur ces vingt-huit plusieurs étaient affectés, depuis longtemps, de favus. Quatre parmi les sujets porteurs d'anneaux herpétiques virent se développer au centre de toutes leurs plaques des godets faveux dont l'évolution fut rapide et parfaitement régulière. Les malades sur lesquels ces godets apparurent n'avaient pas de favus au cuir chevelu et, chose assez remarquable, parmi ceux qui en avaient, au cuir chevelu, aucun ne nous en offrit sur les plaques herpétiques. Le dessin de ces favus consécutifs a été pris par M. Bion ; nous le donnerons ailleurs.

Depuis l'époque où ces faits étaient soumis à notre observation, nous avons eu l'occasion de traiter et de guérir en quelques jours un enfant sur la tête duquel, au centre d'un anneau herpétique, se trouvaient quatre godets faveux. Dernièrement, enfin, il est entré dans notre service à la salle Saint-Prosper, un jeune enfant atteint de favus au cuir chevelu et d'herpès circiné sur la face, le tronc et les membres supérieurs. Le nez et les joues de cet enfant étaient parsemés de godets faveux.

Le favus urcéolaire a comme les autres variétés trois périodes. —Dans la première, qui dure un temps variable, la démangeaison existe souvent, mais non toujours. Le cheveu est le plus ordinairement modifié dans ses caractères physiques : sa couleur change, son brillant disparaît, il prend un aspect terne, qui contraste avec celui du cheveu resté sain, enfin il se décolore. Si on l'arrache, on voit qu'il n'offre plus à l'arrachement le même degré de résistance, et si on l'examine au microscope il est facile de se convaincre qu'il a déjà subi, dans sa texture intime, des modifications profondes. Ainsi l'on trouve déjà les deux substances qui composent la tige confondues en partie ou même en totalité. La couleur est sale, rouillée, grisâtre ou brunâtre, semblable à celle de la rouille ou de la nielle. Des traces évidentes du champignon se remarquent sur l bouton et le prolongement radiculaire du poil. (Voir *Pathogénie*).

Dans la seconde période, les démangeaisons sont plus vives. — Le champignon apparaît à l'extérieur, mais son début n'a pas toujours lieu de la même manière. Quand on examine à l'œil nu le champignon naissant, on l'aperçoit le plus souvent, sous forme d'un point jaunâtre, à peine perceptible et cependant offrant déjà une dépression centrale traversée par un poil. Si l'on se sert de la loupe on peut surprendre, en quelque sorte, vingt-quatre heures plus tôt le développement du champignon. L'œil, avec le secours de cet instrument, ne laisse rien échapper des premiers signes extérieurs de l'évolution favique. Eh bien, voici ce que l'on constate : tantôt un petit soulèvement épidermique à l'endroit où le poil pénètre dans la peau; tantôt un petit point jaune sous-épidermique et latéral ou bien deux ou trois petites concrétions jaunâtres, isolées, séparées à la base du poil et qui le lendemain n'en forment déjà plus qu'une seule, creusée d'un enfoncement conique et traversée à son centre par le poil.

La croûte jaune s'accroît rapidement; son diamètre vertical augmente d'une demi-ligne à une ligne dans les vingt-quatre heures ; la dépression centrale devient chaque jour plus caractérisée. Ce godet remarquable, que la plupart des auteurs comparent aux alvéoles des gâteaux d'abeilles, à la dépression qu'offrent les semences des lupins, à de petits lichens jaunâtres qu'on voit pousser parfois sur des branches d'arbre, n'est pas toujours également régulier. Tantôt, en effet, la face interne de cette dépression est parfaitement lisse et unie comme celle de la cupule du gland de chêne, et d'autres fois elle est inégale, offre une série de reliefs circulaires concentriques dont le nombre indique en quelque sorte l'âge de la cupule favique, et qui pour la disposition ressemblent assez aux saillies circulaires qu'offrent à l'extérieur les nids d'hirondelle. Ces différentes couches, successivement superposées, et de plus en plus larges du godet favique, ont, en général, une couleur d'autant plus jaune safrané qu'elles sont plus récentes, et d'autant plus blanche qu'elles sont plus anciennes. La dernière de ces couches, celle qui forme le rebord de la cupule, soulève quelquefois fortement l'épiderme et dépasse de plusieurs millimètres le niveau de la peau environnante. Le godet favique peut ainsi acquérir sans se déformer une largeur de plus de deux centimètres ; mais le plus souvent, avant qu'il ait atteint ces dimensions le champignon fait irruption au dehors en brisant l'enveloppe épidermique, presque toujours à quelques millimètres au dessus du point où la croûte est traversée par le poil ; il fait hernie à travers cette ouverture et n'offre plus de forme régulière dans son accroissement.

Quand les godets faviques sont isolés, les choses se passent comme nous venons de l'indiquer ; mais s'ils sont rapprochés, ils se rencontrent bientôt par suite de leur développement excentrique, et la rencontre a généralement pour effet d'ouvrir un passage libre au champignon dans un endroit autre que le lieu d'élection.

Il arrive encore très souvent que le malade porte les ongles sur les godets et déchire l'enveloppe épidermique, tantôt sur un point, tantôt sur un autre. Cette action de gratter a pour effet, la plupart du temps, de donner lieu à un suintement de quelques gouttelettes de sang qui se dessèchent sur la croûte faveuse Elle augmente l'irritation du cuir chevelu, occasionnée déjà par la présence du corps étranger : c'est alors que de véritables pustules et des croûtes impétigineuses peuvent venir compliquer l'éruption favique.

Quand les alvéoles crustacées du favus ont été détachées, soit par les ongles du malade, soit par les cataplasmes, ou par le médecin lui-même, qui peut facilement les énucléer en rompant l'épiderme sur le rebord marginal et soulevant la croûte au moyen d'une spatule, on trouve les surfaces sous-jacentes déprimées, rouges, suintantes, couvertes d'une membrane épithéliale fort mince au travers de laquelle on aperçoit souvent les vaisseaux et les fibres du derme. Sur cet enfoncement du cuir chevelu produit par la pression du corps étranger, entre les deux couches de l'épiderme, on ne voit sourdre qu'une lymphe transparente et jamais de sang lorsqu'on a détaché la croûte avec précaution, sans léser les parties sous-jacentes.

Après l'enlèvement du champignon, la partie déprimée se sèche ou se recouvre d'une mince écaille grisâtre, et au bout de quelques jours elle est tout à fait revenue de niveau avec la peau environnante.

L'éruption favique envahit de jour en jour le cuir chevelu. Ses progrès sont quelquefois rapides et d'autres fois très lents ; ce qui dépend, sans doute, du plus ou moins de soins que reçoit le teigneux et de certaines conditions particulières du cuir chevelu qui favorisent la contagion.

Après un temps qui varie de quelques mois à plusieurs années, temps pendant lequel l'éruption favique extérieure a été plusieurs fois balayée et s'est plusieurs fois reproduite, le teigneux atteint la troisième période dans laquelle se montre l'alopécie.

Malgré l'application des émollients, malgré l'emploi des bains, la tête du teigneux, débarrassée de toutes ses croûtes, conserve toujours une rougeur congestive, qui augmente par la pression sur le cuir chevelu, par les efforts que fait le malade, par le renversement de la tête, etc. Cette rougeur, accompagnée de la persistance des démangeaisons et souvent d'un sentiment de tension douloureuse, annonce la persistance de la maladie et la présence au sein des follicules pileux d'un corps étranger qui entretient l'irritation : elle ne disparaît que sur les parties chauves et sur les cicatrices qui succèdent à la chute des cheveux.

Cependant le poil s'altère chaque jour davantage. Les cheveux se décolorent de plus en plus, s'atrophient, deviennent inégaux en diamètre dans les divers points de leur étendue ; ils sont gris-souris ou cendrés, quelquefois lanugineux avec un aspect terne et mort : bientôt ils tombent d'eux-mêmes. Le peigne les enlève avec leurs bulbes ou ils se séparent de leur racine en se cassant au niveau de la peau. Le microscope fait voir dans le bulbe des altérations qui n'existaient pas à la première période. (Voir *Pathogénie*).

Les parties chauves que présente la tête du teigneux sont de véritables cicatrices. Ce sont des places blanches où les bulbes pileux et tout le pigmentum ont été absorbés par le champignon favique. On y voit quelquefois, ainsi que l'a fait remarquer M. Cazenave, des débris de cheveux qui rampent et semblent emprisonnés sous l'épiderme : c'est quand la sécrétion pigmentaire s'est encore continuée quelque peu après la mort du parasite. Çà et là sur les parties chauves existent des cheveux isolés, qui, arrachés, ne présentent en général que le bouton et sont dépourvus de capsule.

L'alopécie débute dans le favus, comme dans la plupart des affections du cuir chevelu, par la partie antérieure et les parties latérales de la tête. La région occipitale est celle qui résiste le plus longtemps à la contagion.

A cette période, le champignon est vivace. Les croûtes se multiplient et se succèdent avec rapidité. Çà et là, sur la tête, on retrouve quelques godets caractéristiques; mais presque partout ce sont de larges croûtes saillantes, inégales, formées d'une matière qui ne peut être mieux comparée qu'à de la fiente desséchée d'oiseaux ou de chiens nourris avec des œufs. Cette matière a une odeur fade, repoussante, qui rappelle assez celle des matières animales en macération.

C'est ordinairement à cette époque que le favus gagne les autres régions du corps, soit que l'herpès circiné y favorise son développement, soit que le malade en se grattant s'inocule lui-même la maladie. Toutefois, le favus alvéolaire peut se montrer de prime abord sur toutes les é-gions et notamment aux bras, aux coudes, aux jambes, aux parties sexuelles. Il offre partout les mêmes caractères. J'ai fait prendre par M. Bion le dessin d'un favus des jambes qui était remarquable par l'énorme saillie de ses croûtes jaunâtres et brunâtres qu'on pouvait parfaitement comparer à certains lichens. Le malade qui le portait était depuis longtemps guéri du favus du corps, mais non de celui du cuir chevelu, quand il fut pris de la fièvre typhoïde à laquelle il a succombé.

2° FAVUS SCUTIFORME, nummulaire, porrigo scutulata, favus en cercles, en groupes, en anneaux, etc,.

Primitif ou consécutif à de l'eczéma, de l'impétigo ou du lichen chronique, ce favus n'existe qu'au cuir chevelu et n'attaque, en général, que des chevelures épaisses. L'indépendance des poils dans les autres régions explique facilement pourquoi nous ne l'y avons jamais rencontré.

L'altération primitive des poils est aussi facile à constater dans cette forme que dans la précédente : toutefois, elle y est moins profonde.

La seconde période, celle de l'évolution favique extérieure, diffère notablement de la période correspondante du porrigo favosa.

La teigne scutiforme apparaît au début sous l'aspect d'une ou de plusieurs petites plaques arrondies, de dimension variable depuis l'étendue d'une pièce de 50 centimes jusqu'à celle d'une pièce de 5 francs. Sur ces plaques le tégument crânien paraît soulevé, tuméfié; il est plus ou moins rouge et sensible à la pression. La peau environnante paraît déprimée. Bientôt les poils, qui recouvrent la plaque, sont entourés à leur base d'une petite écaille épidermique, blanchâtre ou d'un blanc jaunâtre, qui, en se développant, forme une gaîne à l'extrémité adhérente des cheveux. Cette poussée épidermique dure quelquefois assez longtemps, et le favus scutiforme, à cette période, pourrait être confondu avec le pityriasis du cuir chevelu, si la forme de l'affection morbide, si l'adhérence des squames, si l'aspect comme gommé des gaînes épidermiques des poils, si la couleur de son des écailles, ordinairement plus prononcée que dans le pityriasis ne servaient à l'en distinguer. Mais il est d'autres caractères qui, dans les cas douteux, ne doivent pas être négligés. Je veux parler des signes fournis par l'inspection microscopique. Il semble, en effet, que de jour en jour cette production d'épiderme, par laquelle se manifeste tout d'abord, à l'extérieur, le porrigo scutulata, se transforme insensiblement dans les éléments du parasite végétal. Les cellules épidermiques deviennent de plus en plus étroites et losangiques, puis enfin, ce sont des tubes de mycelium et des sporules que l'on aperçoit très longtemps avant que, sur la tête, on puisse distinguer, à l'œil nu, la couleur jaunâtre caractéristique de la matière faveuse. De l'accumulation de ces éléments cryptogamiques résulte la couleur jaune, propre au favus. Nous avons pu longtemps à l'avance, dans quelques cas douteux, diagnostiquer le porrigo scutiforme à l'aide de ces caractères microscopiques. (1)

L'éruption favique apparaît, enfin, à l'extérieur. Sur un malade couché au nº 83 du Pavillon Saint-Mathieu, nous avons vu durer six semaines cette hypersécrétion épidermique avant la manifestation des concrétions jaunes qui caractérisent si bien le favus.

L'éruption ne se fait plus comme dans la forme précédente. Les godets ne s'y montrent pas, si ce n'est quelquefois au début, mais à peine formés ils sont déjà rompus. Assez souvent la matière favique soulève l'épiderme, autour du cheveu, et y fait une petite saillie. Les croûtes

(1) L'état squameux du Porrigo scutulata a été parfaitement décrit par M. Cazenave dans son *Traité des maladies du cuir chevelu*.

individuelles se réunissent bientôt pour n'en former qu'une seule qui, traversée par les cheveux, recouvre complétement la plaque.

L'altération des poils fait chaque jour de notables progrès, comme dans le porrigo favosa, mais leur chute arrive bien plus tardivement et seulement au bout de quelques années.

Il est rare de n'avoir à observer qu'une seule plaque dans le porrigo scutulata ; il y en a ordinairement plusieurs. Quelquefois, mais rarement encore, on voit 2, 3 ou 4 plaques isolées, sur différentes régions de la tête. Le plus souvent les plaques surviennent ou simultanément ou successivement dans la même région ; elles se réunissent et ne forment plus qu'une large surface qui occupe le tiers ou les deux tiers ou même la totalité du cuir chevelu. Le plus souvent, il reste une petite couronne de cheveux intacts sur le front. La partie inférieure de la région occipitale et la nuque se trouvent aussi assez souvent préservées. Sur la circonférence des parties malades on retrouve des arcs de cercle qui rappellent l'évolution primitive par plaques circulaires.

Des croûtes faveuses, plus ou moins irrégulières, fragmentées, bosselées, souvent relevées sur les bords, traversées de cheveux, imprégnées de sang desséché, exhalant une odeur fade, quelquefois infecte, sous lesquelles on trouve parfois des poux (1), couvrent toutes les parties atteintes.

Quand la teigne scutulée arrivée à cette période se mon-

(1) C'est dans l'impetigo granulata et non dans le favus qu'on rencontre généralement les fourmilières de poux.

tre sur des régions du corps autres que le cuir chevelu, elle y revet toujours la forme du porrigo favosa.

On peut aussi trouver réunies sur le cuir chevelu les deux formes que nous venons de décrire. Nous avons reçu dernièrement, dans notre service, un enfant atteint de porrigo scutulata occupant presque la totalité du cuir chevelu : cet enfant portait, sur les régions temporales, de magnifiques godets de teigne urcéolaire.

La dépression qui succède à la guérison des plaques du porrigo scutiforme est quelquefois bien remarquable. Sur l'un de nos malades, couché au nº 15 de la salle Saint-Laurent, on eût dit que, sur ces parties, le cuir chevelu avait été enlevé par un emporte-pièce.

C'est surtout pendant la cure de cette variété de favus que l'on voit pousser des cheveux dont il semblait, au début du traitement, qu'il n'y eût aucune trace. Les follicules pileux, bouchés par la matière faveuse, livrent de nouveau passage aux poils, quand ils ont été débarrassés de cette matière.

3º FAVUS SQUARREUX. porrigo squarrosa.

La plupart des auteurs n'admettent pas cette forme ; ils la confondent avec la précédente dont elle se distingue cependant par plusieurs caractères : l'évolution extérieure du champignon ne se fait pas aussi régulièrement ; elle a lieu sur des surfaces plus ou moins allongées, inégales, irrégulières, sans délimitation nettement circonscrite. La matière favique fuse sur les cheveux, leur forme des gaînes qui se réunissent, adhèrent assez fortement les unes aux autres.

Cette agglomération de cheveux et de champignons faviques intermédiaires produit des saillies remarquables à la surface du cuir chevelu, sortes de monticules, plus ou moins hérissés de cheveux et de croûtes fragmentées, pulvérulentes, separés par des sillons profonds.

On ne saurait mieux comparer cette teigne, pour l'aspect extérieur, qu'à ces cartes de géographie en relief, qui représentent un terrain montagneux, comme le sol de l'Ardèche. Un de nos malades nous a offert un exemple bien remarquable de cette variété; nous en avons aussi fait prendre le dessin par M. Bion.

Le favus, comme toutes les teignes, est une affection essentiellement locale. Beaucoup de teigneux sont pâles, maigres, cachectiques. Quelques-uns même portent le cachet écrouelleux ; ils sont atteints de blépharite et de kératite chroniques, d'engorgements tuberculeux des glandes cervicales ; mais à côté on en trouve qui jouissent de la meilleure constitution, de tous les attributs du tempérament sanguin.

Le favus exerce-t-il une influence sur le développement des facultés intellectuelles, morales et sensitives ? Nous ne le pensons pas. On sait que parmi les teigneux, les uns, ceux surtout chez qui la teigne existe depuis la plus tendre enfance, offrent presque tous les traits de l'idiotisme, tandis que d'autres sont enclins à la malice, colères, hargneux, d'un commerce difficile et de bonne heure adonnés à tous les vices ; mais ce fait, qui est le résultat d'une observation exacte et qui a frappé tous les observateurs s'explique facilement par le dégoût qu'inspire la teigne, par l'espèce de répulsion qu'on a généralement dans le monde pour cette hideuse affection.

B.— *De la Teigne tonsurante.*

La teigne tonsurante est une affection contagieuse du système pileux, caractérisée par la décoloration des poils, l'altération de leurs qualités physiques, qui les rend fragiles et susceptibles de se casser à quelques lignes de leur insertion sur la peau ; — par l'état chagriné, bleuâtre, hérissé des follicules pileux et aussi par des squammes blanches, minces, pulvérulentes, formant de petites gaines à la base des poils.

La teigne tonsurante est primitive ou consécutive à de l'herpès circiné. Elle attaque un point ou plusieurs points à la fois du cuir chevelu ; assez ordinairement elle débute par la région occipitale, mais elle peut indistinctement commencer par toutes les régions de la tête.

Quand la teigne tonsurante est consécutive à de l'herpès circiné, c'est le centre des anneaux herpétiques qu'elle envahit tout d'abord, à l'instar du favus. On la reconnaît souvent à son origine par l'altération de couleur que présente un petit bouquet, une petite touffe de cheveux qui deviennent plus pâles, rougeâtres, moins foncés en couleur que les cheveux circonvoisins. En examinant la peau, sur laquelle cette touffe de cheveux est implantée, on la trouve légèrement soulevée, couverte de squammes ou d'écailles épidermiques. Le mal fait des progrès rapides ; l'altération gagne les cheveux environnants, et bientôt sur une surface d'un à deux centimètres de diamètre, on voit le tégument bleuâtre, ardoisé, tuméfié, soulevé d'une demi-ligne au dessus du niveau de la peau saine ; les follicules pileux sont comme hypertrophiés, hérissés, ce qui donne à la surface de la plaque un aspect chagriné. — La plupart des cheveux qui naissent de cette plaque sont cassés, brisés irrégulièrement à quelques lignes du cuir chevelu. Çà et là, cependant, on en voit sur la plaque quelques-uns entiers. — La partie malade est en outre recouverte d'écailles et de squammes blanches, comparables à des parcelles de fécule, à de l'amiante ou mieux encore au duvet blanchâtre qui recouvre la coque de l'amande avant sa maturité. Ces petits flocons blancs, d'un aspect velouté, se trouvent entre les cheveux cassés et leur forment des gaînes. L'altération se propage rapidement ; les plaques s'élargissent de jour en jour, finissent par se rencontrer et forment alors de larges surfaces, plus ou moins dégarnies de cheveux, irrégulières, terminées quelquefois par la réunion d'arcs de cercle qui rappellent la forme annulaire du début. Si l'on veut arracher avec les pinces les cheveux rompus qui recouvrent la plaque, on les brise de nouveau un peu plus près de leur insertion, mais avec une facilité telle que l'on croirait au premier abord avoir seulement pris un cheveu dont la capsule aurait été antérieurement détachée. Cette teigne est beaucoup moins souvent que le favus suivie d'une alopécie permanente.

Nous avons dernièrement observé un fait qui prouve que la teigne tondante n'attaque pas exclusivement l'espèce humaine, qu'elle peut aussi se déclarer sur les animaux.

Un gendarme s'est présenté à la consultation de l'hôpital Saint-Louis, avec des plaques herpétiques sur la face palmaire de l'avant-bras droit ; sur l'une de ces plaques, les poils étaient tombés. Ce gendarme nous apprit que cinq ou six de ses camarades étaient comme lui atteints de la même affection, ce qu'il attribuait à cette circonstance que, dans une écurie de leur caserne, il y avait des chevaux dartreux, et que par suite des soins qu'ils étaient obligés de leur donner, la main et l'avant bras se trouvaient en contact immédiat avec les parties malades, d'où la transmission de la maladie du cheval à l'homme.

Curieux de connaître cette éruption contagieuse, nous nous rendîmes à la caserne, et nous y vîmes trois chevaux malades qui portaient sur le garrot, les épaules, le dos et le ventre, des plaques arrondies absolument semblables à celles de l'herpès tonsurant. Les poils, au centre de la plaque, étaient cassés à 6 ou 8 millimètres de la peau ; il y avait, en outre, comme dans l'herpès tonsurant, une production blanchâtre squammeuse et même croûteuse, traversée par les poils. C'est un cheval venu de la Normandie, qui avait répandu la contagion dans l'écurie et communiqué le mal à huit autres chevaux.

M. Deffis et moi, nous nous sommes empressés d'examiner au microscope des parcelles blanchâtres extraites de cette croûte : nous y avons reconnu les traces non équivoques d'une végétation cryptogamique, mais bien différente de celle qui caractérise la teigne tondante dans l'espèce humaine. Les spores et les tubes étaient infiniment plus petits. Le même jour aussi, nous avions à étudier un champignon parasite qui enveloppait, de toutes parts, une araignée et formait à sa surface un duvet filamenteux, d'aspect velouté, aussi blanc, aussi éclatant que la neige. Les sporules, renfermées dans des tubes, appliquées sur leurs extrémités ou accolées sur leurs bords.

n'avaient que de 0^{mm}, 0002 à 0^{mm}, 0005 de diamètre. Si nous n'avions été certains de voir ces éléments à travers un grossissement de 7 à 800 diamètres, nous aurions juré que nous avions sous les yeux des sporules faviques. Eh bien, les spores de la production végétale extraite du cheval malade n'étaient guère plus grosses que celles de ce dernier champignon.

Le gendarme qui nous avait conduits auprès des chevaux malades, nous fit voir aussi sa jeune fille, âgée de 8 à 10 ans : elle portait sur l'un des côtés du nez une plaque herpétique.

C.— *De la Teigne mentagre.*

La teigne mentagre est une affection du système pileux, ayant ordinairement pour siége les lèvres, le menton, les régions sus et sous-maxillaires, les parties latérales de la face, mais pouvant aussi attaquer le cuir chevelu ; caractérisée par un état inflammatoire des bulbes pileux dû à la présence d'un cryptogame parasite.

La teigne mentagre est primitive ou consécutive à la mentagre simple, à l'eczéma ou l'impétigo des lèvres et des ouvertures nasales.

Nul doute que dans la mentagre dermo-phytique, il n'y ait, au début altération primitive dans les qualités physiques des poils. Si cette altération n'a frappé les observateurs qu'à une époque avancée de la mentagre, c'est que leur attention n'était point appelée sur ces phénomènes particuliers de l'origine de la maladie.

Quoiqu'il en soit, l'éruption mentagreuse à son début est discrète ou confluente. Le plus souvent quelques pustules isolées se montrent çà et là dans les moustaches ou la barbe ; elles se crèvent, le pus s'en échappe et, pour quelque temps, le mal paraît guéri; il n'en est rien. L'éruption pustuleuse se rapproche et finit par se montrer en groupes, quoiqu'attaquant isolément chaque poil.

La poussée éruptive de la mentagre est précédée de cuisson et même de douleur et de tension dans la partie affectée. La peau rougit et se tuméfie, puis les pustules apparaissent à l'insertion des poils ; elles sont petites, acuminées, blanchâtres ou légèrement jaunâtres. Au bout de quelques jours plusieurs pustules se crèvent ; quelques-unes peuvent être déchirées par les ongles. Sur d'autres, le pus ne s'échappe pas à l'extérieur ; il se concrète et se dessèche dans l'intérieur de la pustule elle-même. De petites croûtes jaunâtres, le plus souvent isolées, couvrent alors les saillies folliculaires. D'autres fois, il se forme une croûte unique, très adhérente, qui, avec le temps, devient brunâtre ou noirâtre.

Parfois il arrive que l'état inflammatoire du follicule ne s'élève pas jusqu'à la suppuration. La mentagre est alors caractérisée par de petites saillies indurées, rougeâtres ou brunâtres à la base des poils, plutôt papuleuses que pustuleuses et recouvertes de légères squammes épidermiques.

L'inflammation se propage aux diverses couches de la peau et gagne les aréoles adipeuses du derme. C'est alors qu'on voit survenir la tuméfaction des parties atteintes et les saillies arrondies, variables du volume d'un gros pois à celui d'une cerise, désignées sous le nom de *tubercules*. Ces lésions s'observent surtout sur les lèvres et au menton.

Bornée d'abord à un point de la lèvre supérieure, la

mentagre peut se propager rapidement à toute l'étendue de cette lèvre. D'autres fois, elle reste bornée et circonscrite à la gouttière sous-nasale.

Sous l'influence des émollients et des résolutifs, l'irritation mentagreuse diminue, tombe, l'éruption disparaît pour un temps, mais bientôt elle revient et plus vive et plus étendue.

Quand la mentagre dure depuis longtemps, quand elle est passée à l'état chronique, il s'y joint un état fongueux des follicules qui saignent à la moindre pression, une suppuration sanieuse, une altération profonde des poils qui deviennent jaunes, cendrés, blanchâtres, sont atrophiés et tombent d'eux-mêmes. Les parties malades exhalent une odeur fétide qu'un malade, dit Alibert, comparait à celle des marécages. (1) Cet état peut se prolonger pendant des mois et des années avec des alternatives d'amélioration et d'aggravation.

La mentagre, comme toutes les teignes, peut être suivie d'une alopécie permanente.

D. — *De la Teigne achromateuse.*

La teigne achromateuse est caractérisée par une décoloration des poils, accompagnée de la décoloration des parties sur lesquelles ils sont implantés.

La teigne achromateuse est primitive ou consécutive au *vitiligo* simple. Nous donnons, en ce moment, des soins à une dame atteinte d'un *vitiligo* à peu près général. Les

(1) *Monographie des Dermatoses*, 2me édition, page 390.

poils, sur les parties décolorées, ne participent pas à la décoloration cutanée; leurs bulbes ne sont point ébranlés et en les examinant au microscope on n'y trouve aucun vestige de champignon.

Le *vitiligo dermo-phytique* peut se montrer sur toutes les parties du corps, mais on l'observe le plus souvent au cuir chevelu, à la face et aux régions sous-maxillaires.

Sur un ou plusieurs points du cuir chevelu ou de la barbe on voit les poils, dans l'étendue de quelques millimètres, se décolorer, jaunir et blanchir. Si on cherche à les extraire, ils se détachent avec facilité; bientôt, ils tombent d'eux-mêmes. Les places dégarnies s'offrent alors sous la forme de surfaces très irrégulières, assez souvent ovalaires, d'un à deux centimètres d'étendue, blanches, comme laiteuses, sans squames et sans prurit ou seulement accompagnées d'insignifiantes démangeaisons. Le mal peut rester stationnaire ou faire de rapides progrès. — Les taches se multiplient, s'agrandissent et se réunissent comme dans la teigne tondante.

E — *De la Teigne décalvante.*

La teigne décalvante est caractérisée par une altération spéciale des poils avec alopécie rapide, sans squames, sans croûtes, sans décoloration des parties malades. Ce dernier caractère la distingue de la variété précédente dans laquelle il y a destruction du pigment cutané.

La teigne décalvante débute en général par le cuir chevelu ; elle peut ensuite gagner les sourcils, les cils, les favoris, les moustaches et successivement les poils des diverses parties du corps. Nous avons, en ce moment, dans notre service, un exemple fort remarquable de cette curieuse alopécie.

Les poils au moment de leur chute ont le plus souvent déjà perdu de leur coloration. L'alopécie commence par un point ou par plusieurs points à la fois. Les surfaces dégarnies de cheveux, petites d'abord, s'agrandissent rapidement de jour en jour; elles sont découpées, anfractueuses, bien plus irrégulières dans cette forme que dans la teigne achromateuse. La peau sur les parties malades n'est point frappée d'une décoloration générale comme dans le *vitiligo*. Cette décoloration est toujours partielle et moins prononcée que dans la teigne précédente et même, sur certains points des surfaces dégarnies, on trouve la peau saine et sans aucun changement de couleur. Lorsqu'on examine les parties à la loupe, on n'aperçoit sur les orifices béants des follicules pilifères aucun vestige de poil. — Il n'y a ni tuméfaction, ni rougeur, ni squammes. Le malade éprouve parfois d'assez vives démangeaisons.

CHAPITRE IV.

PATHOGÉNIE.

La Pathogénie embrasse les trois questions de siége, de nature et de classification.

Dire quel est le siége des teignes, c'est dire la région atteinte, l'organe affecté et le tissu primitivement malade.

a — Dans quelles régions du corps observe-t-on la teigne? Au premier abord c'est là une question fort simple et sur laquelle il semble qu'il ne puisse y avoir de dissidence parmi les auteurs. Il n'en est rien, cependant : ainsi, tandisque M. Lebert (1) dit avoir observé des croûtes faveuses sur le gland, M. Cazenave et la plupart des dermatographes assurent n'avoir vu de favus que là où il y a des poils. Notre observation particulière nous a depuis longtemps rattaché à cette dernière opinion.

Nous avons toujours, avec de la patience et en nous aidant de la loupe, distingué le poil qui traverse le godet au moment de son apparition.

b. — Quel est l'organe affecté dans les teignes? Est-ce la peau, le follicule sébacé ou le follicule pileux?

(1) *Physiologie pathologique*, tome II, page 477.

Nous entendons ici par peau la réunion des deux couches, le derme et l'épiderme.

La plupart des auteurs anciens et quelques auteurs modernes parmi lesquels il faut compter Joseph Frank, placent dans la peau elle-même l'origine de la teigne et croient que les follicules ne participent point à la maladie. C'est aussi l'opinion des micrographes, MM. Lebert et Charles Robin.

Duncan, Luxmore, Uenderwood, Baudelocque et M. Rayer, regardent le follicule pileux comme le siége primitif du favus. D'après Sauvages et Murray, ce serait au contraire le follicule sébacé. Mahon, dans ses *Recherches sur le siége et la nature des teignes*, a repris et développé l'opinion de Murray. Enfin, MM. Letenneur et Cazenave, tout en plaçant la source de la sécrétion faveuse dans les follicules sébacés, annexes des poils, considèrent l'extrémité du conduit pilifère comme le point sur lequel vient primitivement se déposer et se concréter le produit de la sécrétion morbide.

c. — Quel est le tissu primitivement malade? Ce serait le tissu adipeux, si l'on en croit F. Bayle (1), le réseau vasculaire, d'après Crespellani, le pigment pour d'autres, la membrane interne du follicule pileux pour Baudelocque et M. Rayer, le système glandulaire pour les partisans d'une sécrétion morbide.

Sur la question de nature les opinions ne sont pas moins partagées.

Les anciens ne voyaient dans la teigne qu'une épura-

(1) Joseph Frank. *Traité de pathologie médicale*, tome II, page 306.

tion du corps, avec une viciation, une âcreté plus ou moins grande de la matière morbifique ; leurs théories humorales ne leur permettaient pas d'y voir autre chose. Les modernes, s'arrêtant à l'appréciation des phénomènes organiques, sans remonter plus haut, ont attribué la teigne :

1° A une inflammation simple ;

2° A une inflammation spécifique ;

3° A une lésion spéciale de sécrétion ;

Quel est l'élément anatomique inflammatoire de la teigne à son début? — C'est une pustule, a dit Bateman ; ce que Biett et beaucoup d'autres ont répété après lui.— Mahon est venu élever des doutes sur le caractère pustuleux de la teigne. La matière faveuse n'est jamais liquide : ce n'est pas du pus, c'est une matière spéciale toujours concrète. Baudelocque admet aussi que la matière faveuse n'est pas du pus ; mais, contrairement à l'opinion de Mahon, il la croit liquide au début. Enfin, M. Cazenave professe encore aujourd'hui cette opinion, que le produit favique est liquide à l'époque de sa formation ; dans les vingt-quatre heures qui suivent, il se concrète et présente les caractères qui lui sont propres. C'est à tort, dit-il, que M. Letenneur (1) considère cette matière comme du pus ; on n'y doit voir qu'un produit altéré de sécrétion folliculaire.

Toutes ces théories, anciennes et nouvelles, sur l'origine de la teigne, font une part immense à la spontanéité morbide, à la cause interne. Il n'en est plus de même de la théorie allemande sur la nature végétale des teignes.

(1) *Traité des maladies du cuir chevelu*, page 2 1

théorie qui compte aujourd'hui un grand nombre de partisans parmi lesquels on doit citer Rémack, les docteurs Gruby, Lebert et Charles Robin.

Persuadé que le perfectionnement du traitement des teignes dépendait de la solution de cette question : Quel est le siége précis, quelle est la véritable nature des teignes? j'ai voulu aussi faire quelques recherches sur cet intéressant sujet. Or, voici quel a été le résultat de mes expérimentations :

Si l'on prend une petite parcelle de matière faveuse, qu'on la délaye dans une goutte d'eau ou d'acide acétique et qu'entre deux plaques de verre on l'examine, au microscope, sous un grossissement de 2 à 300 diamètres, il est facile de voir qu'elle se compose en totalité de sporules (Pl. 2, *fig*. 3, A), (de tubes vides (*mycelium*), Pl. 2, *fig*. 4, C.), de tubes chargés de sporules, simples ou complexes (*sporidies*) (Pl. 3, *fig*. 1, F.). Les sporules ont un volume et une forme variables : les unes sont extrêmement petites, à peine peut-on les distinguer des granulations noires ; les autres ont jusqu'à 0^{mm}, 007 à 0^{mm}, 008 de longueur. Les plus grosses paraissent en général avoir une double enveloppe. A un grossissement de 7 à 800 diamètres, on distingue non-seulement la double enveloppe, mais on voit que le centre est composé de granules.— Elles sont ordinairement ovoïdes, quelquefois triangulaires ou étranglées vers le milieu, réunies bout à bout en chapelet. Grosses, ovoïdes et agglomérées, elles ressemblaient, suivant une comparaison assez exacte de M. Deffis, à des œufs de fourmis. — Les tubes sont flexueux, simples ou ramifiés, vides ou chargés de spores ou de granules; accolés les uns aux autres, ils forment des tiges plus ou moins larges et quelquefois comme articulées, etc., (Pl. 3 *fig.* 1). Dans quelques grosses sporules nous avons aperçu le mouvement rotatoire des granules dont a parlé M. Lebert (1).

Si l'on prend une parcelle de la poussière blanche qui recouvre les plaques et les poils rompus de l'herpès tonsurant (Pl. 2, *fig.* 4) et qu'on la soumette de même à l'inspection microscopique, on la trouve aussi entièrement composée de sporules et de filaments tubuleux. Les spores sont plus égales, plus régulières, plus sphériques, plus nombreuses, il y a des différences dans les divisions et ramifications des tubes ; mais enfin ce sont les mêmes éléments microscopiques.

Un imperceptible fragment de muscardine examiné de la même manière présente les mêmes élements de composition (Pl. 3, *fig.* 3).

Le muguet est aussi composé de sporules et de tubes végétaux (Pl. 3, *fig.* 2).

Enfin, les champignons qui poussent à la surface des matières animales en décomposition (Pl, 3, *fig.* 4) donnent le même aspect et offrent la même structure intime, sauf la différence des sporules dont les parois sont plus épaisses, plus accusées, plus noires, dont la double enveloppe s'aperçoit à un moindre grossissement, sauf la différence des tubes qui sont plus rectilignes, etc.

D'autre part, nous avons examiné au microscope les matières grasses et sébacées, le cérumen qui offre une certaine analogie de couleur avec le favus, les substances épidermiques, la sérosité purulente, le pus à l'état

(1) *Physiologie pathologique*. tome II. page 479 et suivantes.

liquide ou desséché sous forme de croûtes : il n'y a aucune ressemblance entre ces matières et les précédentes pour la composition intime.

Les substances grasses, sébacées, cérumineuses paraissent formées de granules vésiculeux, de cristaux losangiques, de cellules épithéliales; les matières séro-purulentes et purulentes, de globules granuleux et de globules de pus; mais tous ces éléments ne sauraient être confondus avec ceux des produits de la teigne, surtout lorsqu'on les prend en masse.

Si la matière faveuse est un produit de sécrétion, il faut convenir, comme on l'a dit, que c'est un produit étrange, sans analogue dans l'organisme.

Le microscope seul nous portait à penser que les produits de la teigne n'étaient que des mucédinées, mais nous avons voulu savoir aussi ce que nous apprendraient les réactifs chimiques et nous avons soumis comparativement, à l'action de quelques principaux réactifs, la matière faveuse, les poils et l'épiderme, les matières grasses sébacée, cérumineuse et le pus desséché, puis les champignons qui poussent à la surface des matières animales et végétales en décomposition.

L'eau distillée à la température ordinaire ou bouillante, l'alcool rectifié, l'éther, le chloroforme ne dissolvent point la matière faveuse pure. Nous avons laissé, pendant quarante-huit heures, de la matière faveuse dans du chloroforme, puis nous avons ensuite examiné cette matière au microscope : les sporules et les tubes n'avaient subi aucune altération.

L'alcool, l'éther et le chloroforme surtout dissolvent les matières grasses. La matière sébacée se dissout presque entièrement dans le chloroforme; au bout de quelque temps on ne trouve plus que des lamelles épithéliales minces en suspension dans le liquide: toute la substance grasse a été dissoute.

L'ammoniaque mise en contact avec le pus et les croûtes impétigineuses les dissout et prend un aspect blanchâtre, laiteux, gélatiniforme. Elle ne dissout pas le favus qu'elle blanchit seulement un peu, et reste incolore au contact de cette dernière substance.

La potasse à l'alcool attaque et dissout les croûtes impétigineuses, le pus, l'épiderme, les poils, les matières grasses et sébacée. — Elle n'attaque pas le favus qu'elle débarrasse seulement des substances étrangères qui peuvent se trouver mélangées avec lui, tels que le pus, les matières grasses, l'épiderme et les poils. Ce phénomène est beaucoup plus sensible quand on soumet la potasse à l'action de la chaleur.

La potasse tenant en dissolution les croûtes purulentes est blanchâtre, gélatineuse; celle qui est mise en contact avec la matière favique pure ne change pas de couleur. Nous avons retrouvé les sporules et les tubes sur de la matière favique qui avait été chauffée dans la dissolution alcoolique de potasse et qui était restée vingt-quatre heures dans cette dissolution,

L'acide nitrique, versé sur des croûtes impétigineuses, prend au moment de l'expérience une couleur jaune fauve, qui devient au bout de quelques heures, jaune curcuma; sur de la matière favique une couleur jaune serin qui devient jaune paille. Le lendemain, on retrouve ces colorations plus tranchées, plus distinctes encore que quelques heures après l'expérience.

L'acide sulfurique attaque le favus et les croûtes d'impétigo. Il rougit au contact de ces deux substances, mais les croûtes faveuses deviennent poreuses, presque semblables à de la pierre ponce, les croûtes d'impétigo rougissent en conservant l'aspect gélatineux.

Le chlore liquide décolore le favus, les croûtes impétigineuses, les poils, etc.

Les moisissures se comportent avec l'éther et le chloroforme, la potasse, l'ammoniaque et l'acide nitrique, comme la matière faveuse.

Ainsi les réactifs chimiques suffiraient seuls à établir une différence de nature entre les croûtes purulentes, les produits de la sécrétion folliculaire et le favus. C'est surtout avec la potasse et l'ammoniaque, le chloroforme et l'acide nitrique, qu'on arrive à démontrer clairement, et d'une manière péremptoire, cette différence de composition.

Mais ce n'est pas tout encore, des considérations d'anatomie pathologique viennent corroborer la théorie du cryptogame parasite.

Si le favus était le résultat d'une sécrétion morbide folliculaire, comme le pense M. Cazenave, ne devrait-on pas trouver hypertrophiés les follicules annexes des poils? N'en est-il pas ainsi dans l'acné sebacea, dans l'acné varioliforme, dans les loupes, etc.? Tout organe qui devient le siége d'une hypersécrétion est bientôt hypertrophié. C'est là une loi physiologique et une loi pathologique; et d'ailleurs cette hyperthrophie ne devrait-elle pas d'autant mieux arriver, dans ce cas, que les extrémités des canaux folliculaires devraient être oblitérées par la matière faveuse. Or, il est tout aussi difficile de retrouver, sur le cuir chevelu du teigneux, les glandes auxiliaires des poils qu'il est difficile, sinon impossible, de constater leur existence dans l'état normal.

La même objection s'adresse à l'opinion de Mahon sur la nature du favus. En effet, Mahon admet que le poil traverse, à sa sortie de la peau, un follicule sébacé, ce qui est anatomiquement faux. Sur cette première hypothèse il en bâtit une seconde, c'est que le godet favique à son début n'est que l'hypertrophie du follicule distendu par son produit de sécrétion. L'entrée du godet ne serait, d'après cette manière de voir, que l'orifice élargi du follicule. Non seulement ceci est en opposition avec ce qui se passe communément dans les affections des follicules, où l'orifice des cryptes sébacés n'est susceptible que d'un certain degré d'élargissement, mais comment expliquer, dans cette hypothèse, la ténacité si différente du favus selon qu'il a son siége au cuir chevelu ou sur d'autres régions du corps. Mahon ne dit-il pas qu'un bain suffit pour guérir le favus du corps, et cependant les follicules sébacés existent tout aussi bien au corps que sur le cuir chevelu. Ne devraient-ils pas reproduire la maladie après l'enlèvement des croûtes aussi bien dans le premier cas que dans le second ?

Si les favi dépendaient d'un état inflammatoire simple ou spécifique, on y retrouverait les éléments constitutifs de l'inflammation. Or, non seulement ces éléments n'existent pas, mais les caractères anatomiques des favi sont bien différents de ceux des pustules. Cette distinction a déjà été très clairement établie par M. Lebert (1).

Les *pustules* ont une couleur blanchâtre ou légèrement

(1) Lebert. *Physiologie pathologique*, tome II, page 478.

jaunâtre, une surface plane ou légèrement convexe avec une dépression presque imperceptible à la base du poil. Par une légère pression ou piqûre, on en fait sortir du pus.

Les *favi* ont une couleur jaune de soufre avec dépression alvéolaire très prononcée. En les piquant avec une aiguille, on n'en retire jamais la moindre gouttelette de *liquide*. Lorsqu'on divise l'épiderme qui les recouvre à la circonférence et qu'on les soulève avec un stylet, on peut facilement les énucléer, les séparer de la peau sous-jacente.

La couche épidermique qui recouvre les *pustules* est extrêmement mince, le pus s'insinuant dans les aréoles du corps muqueux. Le fond de la pustule est constitué par le corps papillaire du derme. Dans les *favi* l'enveloppe épidermique résiste davantage, et au dessous d'eux on trouve encore un feuillet mince, translucide d'épiderme, en telle sorte que le champignon est véritablement situé entre deux lames épidermiques.

Les *pustules* sont donc bien différentes des *favi* et n'ont jamais avec ces derniers que des rapports de contiguïté et non de continuité. Ce qui a pu induire en erreur, c'est qu'on voit quelquefois un cercle purulent autour du bouton favique. Ce cercle, il est vrai, n'est pas toujours entier ; mais enfin nous l'avons vu, dans beaucoup de cas, entourer complétement le petit godet favique. Au centre d'un anneau purulent, de couleur blanchâtre, s'aperçoit une petite croûte alvéolaire d'un jaune foncé. Souvent il existe uu sillon circulaire entre l'anneau purulent et le godet. Eh bien ! dans ces cas, il est évident que les observateurs ont pris le champignon central pour une gouttelette de pus concrété; ce qui leur paraissait d'autant plus manifeste qu'à la circonférence il existait du pus à l'état liquide. Il n'en est rien cependant, jamais le champignon ne communique avec la pustule. Il est facile de vérifier tout cela, quand on étudie avec soin l'éruption simultanée de *pustules* et de *favi*, qui survient secondairement pendant le cours du traitement du porrigo scutulata.

La marche des *pustules* est essentiellement différente de celle des *favi*: celles-là se concrètent, se transforment en croûtes et ne s'accroissent plus ; ceux-ci au contraire s'accroissent indéfiniment. Ajoutons que les produits morbides de nature animale offrent dans leur mode de formation moins d'activité, moins de régularité progressive que n'en présente l'évolution du favus.

En définitive, le microscope, les réactifs chimiques et l'anatomie pathologique nous paraissent démontrer, d'une manière rigoureuse, la nature végétale des teignes.

Mais, s'il en est ainsi, pourquoi, me suis-je demandé, la teigne, qui est une affection essentiellement locale et due à la présence d'un champignon, ne guérirait-elle pas au contact d'un agent parasiticide comme la gale guérit au contact d'un agent insecticide? Pourquoi M. Lebert, avec les lotions de sublimé, pourquoi d'autres, avec le vert-de-gris, ne sont-ils pas arrivés à guérir le favus? Serait-ce que le sublimé ne détruit pas le végétal?—Cette supposition, je ne pouvais la faire, car j'avais guéri en quarante-huit heures un muguet confluent de la bouche et de l'arrière-bouche, avec une solution de sublimé, dans des proportions excessivement faibles (1 centigramme pour 250 grammes d'eau). Je soupçonnai que la véritable cause de l'imperfection des méthodes thérapeutiques et de l'inefficacité des agents employés tenait à ce que le siége des teignes n'était pas parfaitement connu, et que par conséquent l'agent destructeur n'avait pas été mis partout en contact avec toutes les ramifications du cryptogame.

M. Letenneur, pour placer le siége du favus dans les follicules sébacés, avait invoqué cet argument négatif que les capsules des poils au-dessous des godets faviques étaient parfaitement saines. Les cheveux ne sont altérés qu'au-dessus de la croûte et par le seul fait de la compression exercée sur la tige du poil. — Si le cheveu tombe, c'est plus tard par l'atrophie du bulbe, résultat de cette compression. Il y a plus, c'est que quand le follicule est oblitéré extérieurement, cette oblitération n'entraîne pas fatalement la destruction des éléments nécessaires à la reproduction du cheveu, puisque l'on voit quelquefois le cheveu, sur des parties cicatricielles, ramper sous l'épiderme et ne pouvoir se faire jour au dehors, arrêté par cette membrane qui lui fait obstacle. Telle est l'opinion de M. Cazenave.

MM. Lebert et Charles Robin n'ont jamais constaté de favus dans les bulbes pileux, et par leurs travaux microscopiques ils sont venus donner à cette opinion une grande apparence de vérité. La croûte alvéolaire est un champignon sus-épidermique isolé, enveloppé de toutes parts dans sa membrane propre, et qui n'a aucune communication avec les cryptes ou les follicules des poils. M. Lebert a parfaitement indiqué l'altération de texture des poils ; il a, dit-il, plusieurs fois, rencontré sur la tige de petits corps opaques, enkystés, qu'il soupçonne n'être autre chose que des petits champignons ; mais enfin la capsule est en dehors de toute altération.

C'est donc en vain qu'un grand nombre d'auteurs, que M. Rayer, entre autres, avaient placé le siége du favus dans les follicules pileux : des recherches les plus récentes sur ce point contesté, il résultait que le bulbe des poils ne pouvait devenir, à aucune époque de l'évolution favique, le dépositaire de la matière faveuse.

On comprend facilement combien ce résultat de l'observation moderne devait avoir d'influence sur la thérapeutique. Tout traitement rationnel procède, en effet, d'une théorie vraie ou fausse. Si les bulbes pileux ne sont pas altérés dans le favus, où est la nécessité de recourir à l'avulsion des poils? Aussi M. Lebert ne parle-t-il pas de l'épilation. M. Cazenave, dont l'expérience en pareille matière ne lui permettait pas de passer sous silence l'importance de l'arrachement des cheveux, s'est tiré de cette difficulté par une ingénieuse théorie de la sécrétion morbide. Le poil, suivant lui, est l'excitant de la sécrétion faveuse, et une fois arraché, cette sécrétion est suspendue jusqu'au moment de sa reproduction, de là la nécessité des épilations secondaires, jusqu'à ce qu'un changement radical se soit opéré dans la vitalité des follicules. Il est évident que cette hypothèse conduisait à l'arrachement plusieurs fois répété des cheveux dans la teigne faveuse, et à l'emploi de topiques propres à modifier la vitalité des follicules. M. Cazenave serait arrivé au même résultat que nous, s'il n'avait cru pouvoir se passer de l'épilation (1), en la remplaçant par de prétendus agents épilatoires ou des dissolvants chimiques, tels que les alcalins et le sulfhydrate de chaux.

(1) *Abrégé pratique des maladies de la peau*, page 321. *Traité des maladies du cuir chevelu*, page 269 et suivantes.

Dans cette incertitude du siége précis des teignes, il m'a paru nécessaire de faire de nouvelles recherches. J'ai commencé ces recherches par le favus et sur les trois formes précédemment décrites.

Les cheveux arrachés ont été examinés à la loupe et au microscope, avec des grossissements de 50 à 800 diamètres. Nous en avons pris à toutes les périodes de l'évolution favique, depuis le moment où le peu de résistance à l'arrachement et l'altération de couleur nous faisaient soupçonner une lésion commençante jusqu'à l'époque où nous ne trouvions plus que des débris de cheveux perdus dans l'épaisseur des croûtes. Les capsules ont été placées entre deux verres et vues à la loupe ou au microscope; elles ont été coupées par tranches horizontales extrêmement minces et chacune des tranches a été soumise à l'inspection microscopique.

Nous avons suivi de l'œil jour par jour, et pour ainsi dire, heure par heure, l'évolution du godet, en nous aidant de la loupe.

En détachant les godets faviques, nous avons eu soin de couper l'épiderme à la circonférence, de soulever la croûte légèrement avec un stylet recourbé, sans ébranler la partie centrale, et ensuite d'arracher le poil de manière à tout emporter ensemble, sans changer les rapports de la croûte et du cheveu. Cette précaution, qui n'a pas toujours été prise par les observateurs, explique pourquoi ceux-ci ont pu croire que le champignon était inséré sur la tige du poil, assez loin de la capsule. Si la croûte est entièrement énucléée avant l'arrachement du poil, elle remonte toujours un peu en glissant sur la tige; si elle ne l'est pas assez, le poil extrait avec des pinces, vient seul et le champignon reste en place.

Sur deux sujets qui avaient succombé dans nos salles, l'un à une fièvre typhoïde, l'autre à une diathèse tuberculeuse, et qui tous deux étaient atteints de favus au cuir chevelu, nous avons fait des coupes verticales à la peau du crâne, de manière à comprendre sur une même tranche, entre deux coupes verticales, le godet, le bulbe et la peau sous-jacente, puis nous avons examiné cette tranche au microscope.

Or, voici ce que nous ont appris ces recherches, continuées pendant six mois avec autant de patience que de persévérance.

Le favus à son début, quelle que soit sa forme, est toujours sous-épidermique contrairement à ce qu'a avancé M. Lebert (1). Le godet favique est recouvert d'épiderme jusqu'au moment de sa déformation. Il est facile de voir cet épiderme à la loupe et même le plus souvent à l'œil nu. Au microscope, la partie la plus interne de cette enveloppe épidermique paraît composée de cellules polygonales à noyaux.

La croûte alvéolaire, énucléée, détachée, a une forme variable. Le plus ordinairement sa surface externe ou profonde est arrondie, convexe, lisse ou un peu bosselée avec un pédicule court au sommet ou une espèce de mamelon. Une parcelle excessivement mince, détachée de cette face externe avec la pointe d'une lancette et soumise au microscope, est entièrement composée de mycelium et de sporules.

(1) *Physiologie pathologique*, tome II page 486.

D'autres fois le godet favique énucléé est allongé, conique comme le tuyau d'un petit entonnoir. C'est surtout dans la répullulation faveuse qui survient un mois et demi, six semaines après le premier arrachement des cheveux, dans le porrigo scutulata, que nous avons eu occasion d'observer cette forme de l'alvéole favique. Eh bien! dans ce cas, il peut arriver qu'à la face convexe de la croûte faveuse, on trouve la tunique capsulaire interne, qui se continue dès lors avec l'épiderme de la circonférence.

Il suit de là que pour nous le favus n'a pas d'enveloppe qui lui soit propre, et que, comme l'a très bien dit M. Cazenave, cette membrane propre ou spéciale, décrite par les micrographes, n'est autre chose que de l'épiderme.

Dans le favus en groupes les mêmes choses se passent avec cette différence que la tunique épidermique se rompt beaucoup plus tôt, et que la matière favique fuse en quelque sorte sur les cheveux et les agglutine ensemble. Le champignon, pareil au lierre, dans le favus squarreux, grimpe sur la tige des cheveux à deux ou trois centimètres du cuir chevelu.

Le favus disséminé et le favus en groupes sont identiques quant à leur nature ; pas le plus léger doute à cet égard. On trouve réunis sur la même tête, ici du favus isolé avec de magnifiques godets, et plus loin du favus en groupes. Le favus en cercles produit sur le corps par contagion du favus isolé. Enfin, le favus en groupes est souvent transformé en favus disséminé par une première épilation. Ajoutons que le microscope ne laisse apercevoir aucune différence dans les productions cryptogamiques des trois formes de la teigne faveuse.

Un premier point acquis pour nous dans la recherche

du siége précis du favus, c'est donc son développement sous-épidermique ou plutôt intra-épidermique, car, ainsi que nous l'avons déjà dit, après l'extraction de la croûte, on trouve l'excavation cutanée recouverte encore d'une lamelle épithéliale fort mince. Le derme sous-jacent est quelquefois tellement déprimé, aminci, qu'on dirait au premier abord qu'il a subi une déperdition de substance : il n'en est rien. C'est tout simplement l'effet de la compression à laquelle il a été soumis par la croûte faveuse, pendant un temps plus ou moins long.

Sur les cheveux, nous avons constaté des altérations diverses : tantôt la tige seule était malade ; çà et là sur la tige on trouvait des fragments de matière faveuse. Le poil avait un aspect terne ; il avait perdu son brillant. Les deux substances corticale et médullaire étaient généralement confondues. Les fibres longitudinales paraissaient plus larges, plus grosses que dans l'état normal.

Sur d'autres cheveux l'altération capsulaire était des plus évidentes. — Non seulement on retrouvait des sporules et des tubes de mycelium sur les membranes, mais on voyait quelquefois de la matière faveuse en masse, déposée entre le prolongement radiculaire du poil et la tunique capsulaire interne. Cette matière faveuse constituait une espèce de cône dont la pointe se perdait entre la souche du poil et la face interne de la capsule : dont la base déchirée repondait à l'extrémité supérieure de la tunique capsulaire interne et avait devant elle le canal épidermique du cheveu. En même temps la tige du poil offrait la même altération, mais plus prononcée encore que dans le cas précédent. Cette catégorie de cheveux nous a été fournie par un enfant atteint de porrigo scutulata, sur la tête duquel une première épilation avait transformé le mal en porrigo disséminé. Quand on détachait les alvéoles faveuses, en les séparant du poil, et qu'une petite parcelle jaunâtre restait encore à l'insertion du cheveu, on voyait parfois très bien, à la loupe, la matière jaune s'insinuer sous la capsule, entre elle et la racine du cheveu.

Une 3me série de cheveux nous a présenté d'autres lésions ; la capsule était absente ou bien on en retrouvait à peine quelques lambeaux. Le bulbe du poil, la souche, le prolongement radiculaire étaient parsemés de spores et de filaments tubuleux (Pl. 2, *fig.* I). Quelquefois nous retrouvions encore des globules pigmentaires ou les grains d'orge, à l'origine des fibres longitudinales, et d'autres fois ces éléments anatomiques avaient complétement disparu. Les spores et les tubes se retrouvaient aussi au milieu de la tige elle-même.

Enfin une quatrième série de cheveux a montré l'altération portée à son maximum d'intensité. Le poil alors semblait atrophié, décoloré. La capsule, le bouton et une partie de la souche manquaient; les fibres longitudinales de la tige étaient écartées et en quelque sorte transformées en tubes ; les intervalles laissaient voir des sporules bien distinctes. Sur les bords latéraux on apercevait des filaments tubuleux qui semblaient sortir de l'épaisseur du cheveu. Dans cet état les cheveux, provenant de parties atteintes de favus, avaient la plus grande ressemblance avec ceux de l'herpès tonsurant.

Il nous paraît résulter de ces recherches sur l'état des cheveux dans le favus, que :

1° L'altération des poils n'est pas le fait de la compression exercée sur la tige par l'incrustation faveuse au dessus du bulbe, puisque les parties constituantes du bulbe lui-même sont altérées et que d'ailleurs la lésion des cheveux n'est pas une simple atrophie, mais une perversion, une altération profonde de leur texture intime ;

2° Que les follicules pileux ne sont pas étrangers à la maladie, puisque l'on retrouve, dans leur intérieur et dans l'épaisseur des organes que renferment les cavités folliculaires, le même produit morbide que l'on voit à l'extérieur;

3° Que la partie du cheveu où l'on trouve le plus constamment de la matière faveuse est sa portion intra-épidermique, entre l'extrémité supérieure de la tunique capsulaire interne et la gaîne épidermique du poil;

4° Qu'à une époque avancée de l'évolution favique le bulbe du cheveu disparaît, non pas à cause de l'atrophie de la papille pilifère, comme on l'a dit, mais miné en quelque sorte par les progrès incessants du champignon, qui absorbe et détruit successivement membranes capsulaires, bouton, souche et tige, remplit les cavités folliculaires, transforme en sa substance les globules pigmentaires au fur et à mesure qu'ils sont sécrétés, jusqu'à ce que les canaux excréteurs de la papille soient complétement oblitérés ;

5° Qu'enfin l'altération des cheveux, sur des parties où des croûtes faveuses ne se sont pas encore montrées, prouve qu'avant de se manifester à l'extérieur le champignon a pu déjà pousser des racines à l'intérieur du bulbe.

Maintenant, comment expliquerons-nous les diverses formes de l'évolution favique extérieure?

Baudelocque pensait que la matière faveuse, sécrétée à la face interne du bulbe, se déposait sur le cheveu, s'y concrétait, formait un bouchon qui oblitérait le follicule, et que par suite de la continuité de la sécrétion faveuse, le produit de cette sécrétion distendait le follicule, ne pouvant sortir par son orifice oblitéré, soulevait l'épiderme et s'insinuait dans la peau entre le corps muqueux et la couche superficielle de l'épiderme. La fixité du bouchon, la résistance de l'épiderme et le *vis a tergo* de la sécrétion faveuse rendaient compte de la formation du godet.

M. Rayer admet l'explication donnée par Baudelocque avec cette seule différence, dit-il, que, dans son hypothèse Baudelocque a supposé l'épiderme passant sur le follicule, et se réfléchissant sur le cheveu, tandis que lui admet, avec la plupart des anatomistes, que l'épiderme s'enfonce dans le follicule et en tapisse la face interne. Le bouchon se forme comme Baudelocque l'a indiqué, puis le follicule se remplit et se distend de plus en plus jusqu'à ce que l'épiderme mince, qui en recouvre la face interne, vienne à se rompre ; à partir de ce moment, la matière favique s'épanche entre le corps muqueux et l'épiderme qu'elle soulève.

M. Cazenave suppose que la matière favique est sécrétée dans les glandes auxiliaires des poils : cette matière arrive à l'extrémité du conduit pilifère, s'y concrète et y forme un bouchon qui oblige le produit de la sécrétion nouvelle à s'insinuer entre l'épiderme et la couche profonde de la peau.

Nous avons dit que le point où l'on trouvait le plus constamment de la matière faveuse était la partie inférieure du conduit épidermique du poil, au-dessus de la terminaison de la membrane capsulaire interne. C'est très probablement en ce point que le champignon prend naissance, et c'est de là, sans doute, qu'il envoie ses irradiations dans l'intérieur du cheveu et que, d'autre part, il se développe extérieurement sous l'épiderme. Le conduit épidermique adhère fortement au poil et met obstacle à la libre sortie du champignon. C'est lui qui forme le point central, l'ombilic du godet. Le champignon, s'accroissant sans cesse, se porte du côté de la peau, entre l'épiderme et le point de réunion de la membrane capsulaire moyenne avec le corps muqueux, c'est à dire entre les deux couches de l'enveloppe épidermique.

Dans le porrigo scutiforme ou le favus en groupes, le champignon se manifeste simultanément sur plusieurs capsules du même follicule. Les cupules faveuses commençantes se pressent mutuellement, se déforment, et de là, la rupture de l'épiderme qui les recouvre. Ce qui prouve que les choses se passent ainsi, c'est que le porrigo scutiforme devient porrigo disséminé quand une première épilation, suivie de lotions parasiticides, n'a plus laissé, sur le cuir chevelu, que des poils follets isolés qui, au bout d'un mois, six semaines, se sont accrus en même temps que s'est développé le champignon dont ils portaient le germe à la racine.

L'indépendance des poils et le peu de profondeur des bulbes expliquent pourquoi, sur les régions du corps autres que le cuir chevelu, on n'observe que du favus disséminé.

Mes recherches, relativement au siége du favus, étant terminées, j'ai dû m'occuper des autres espèces de teignes. Mon attention devait naturellement se porter tout d'abord sur une affection contagieuse qui a été longtemps confondue avec le porrigo scutulata, bien qu'elle ne lui ressemble en rien, décrite par Mahon sous le nom de teigne tondante et à laquelle M. Cazenave, après l'avoir étudiée, avec le plus grand soin, a imposé la dénomination d'herpès tonsurant.

Mahon attribue sa teigne tondante, comme le favus, à une affection des follicules sébacés qui, dans dans son opinion, existeraient à la base des poils et seraient traversés par eux. C'est, dit-il, praceque les cheveux manquent de cet enduit onctueux qui doit les assouplir que, dans la teigne tondante, ils se cassent à quelques lignes des téguments. M. Cazenave n'émet aucune opinion sur la nature de l'herpès tonsurant.

C'est M. le docteur Gruby qui, le premier, a indiqué la véritable nature de cette affection, en la rapportant à un champignon dont il a donné la description. M. Charles Robin s'est évidemment trompé quand il a dit, en parlant du champignon de l'herpès tonsurant, décrit par M. Gruby : « Ce champignon, quoique se développant dans la « même maladie, diffère complétement de celui décrit par « M. Lebert (1). » M. Robin confond ici le porrigo scutulata et l'herpès tonsurant, qui sont deux affections bien différentes.

Il est facile, extrêmement facile même, de reconnaître, au microscope, la lésion si caractéristique des cheveux dans l'herpès tonsurant. Si l'on extrait un des poils cassés à quelques lignes du cuir chevelu (Pl. 11. *fig.* 11) et qu'on l'examine à un grossissement de 2 à 300 diamètres, il paraît comme épié aux deux extrémités. On n'y distingue plus les deux substances qui composent le cheveu

(1) *Des végétaux qui croissent sur l'homme et sur les animaux vivants*, page 24.

dans l'état normal.—Les fibres longitudinales sont écartées et les intervalles remplis de sporules et de filaments tubuleux. Le cheveu ne porte ni racine, ni capsule et, aux deux extrémités, on distingue parfaitement la trace de la rupture.

Pour étudier l'altération du bulbe, il faut extraire un cheveu moins malade et prendre, par exemple, un de ceux qui forment, autour de la plaque herpétique, un cercle d'une couleur différente de celle de la chevelure : on distingue alors le champignon sur le bouton et le prolongement radiculaire du poil.

La gaîne blanchâtre et comme pulvérulente, qui forme une enveloppe au cheveu malade, vue au microscope, n'est qu'une agglomération de mycelium et de spores (Pl. 2, *fig* .4). Il en est de même de la substance floconneuse qui recouvre la plaque, mais il ne faut pas confondre cette substance avec les petites écailles épidermiques, débris des parois des vésicules herpétiques ou avec l'épiderme soulevé à la base des poils. A la simple vue, on peut souvent distinguer ces deux éléments. L'enveloppe épidermique est plus jaune et, à travers sa rupture, on aperçoit sous elle le flocon blanc qui constitue le parasite végétal.

M. Cazenave regarde la teigne tondante comme une variété contagieuse d'herpès circiné. Cette affection serait, suivant lui, toujours précédée de vésicules herpétiques et ses progrès se feraient par la manifestation successive, à la circonférence des plaques, d'anneaux herpétiques de plus en plus éloignés du centre ; l'état squammeux serait toujours secondaire et consécutif. Quant à la rupture du poil, M. Cazenave a très bien vu qu'elle se fait, en général, avant la production des gaînes blanches sur les cheveux et des parcelles farineuses qui recouvrent la plaque.

L'opinion de notre savant collègue repose sur des faits d'observation parfaitement exacts, et que nous avons pu constater nous-même : le développement simultané d'anneaux herpétiques sur le corps et de plaques de teigne tondante au cuir chevelu; chez quelques sujets, l'existence de plaques mixtes en quelque sorte : une moitié du cercle atteint le cuir chevelu et présente tous les caractères de l'herpès tonsurant, l'autre moitié siége sur la nuque, les tempes ou la région frontale, et offre les caractères de l'herpès circiné ; enfin, cette coïncidence fort remarquable d'une mère qui porte sur le col ou la poitrine des anneaux d'herpès circiné, tandis que son enfant est tout à la fois atteint d'herpès et de teigne tondante. Ces faits sont exacts, nous le répétons, mais ils ne prouvent pas que l'herpès circiné et la teigne tondante soient deux affections identiques. Que l'herpès favorise le développement de la teigne tondante et que celle-ci, même dans la majorité des cas, soit précédée d'herpès, cela peut être vrai ; mais n'ai-je pas rapporté, aussi, le fait de vingt-huit malades atteints d'herpès circiné, dont quatre virent se développer sur les plaques herpétiques des godets faviques. L'herpès circiné ne peut-il pas attaquer presque simultanément un grand nombre d'individus, sans qu'aucun de ces individus soit atteint de teigne tondante ?

D'un autre côté, il est vrai de dire aussi que si dans la majorité des cas la teigne tonsurante est précédée d'herpès, il n'en est pas toujours ainsi et que, dans quelques cas, c'est bien vainement qu'on chercherait des vésicules au début de cette affection : il n'en existe pas. Nous dirons plus, c'est qu'une teigne tondante, qui a débuté par de l'herpès, peut s'agrandir et faire chaque jour des progrès sans nouvelle éruption herpétique. Les seuls phénomènes que l'on constate alors sont l'altération des cheveux, la turgescence et la couleur ardoisée des bulbes, la rupture des poils, et puis la production de poussière blanche à leur surface et sur la peau tuméfiée des parties nouvellement envahies.

La teigne tonsurante est donc pour nous une affection des poils, produite par un champignon qui a primitivement son siége dans l'intérieur même de ces poils. Cette teigne peut être primitive, mais le plus ordinairement elle est consécutive à une éruption d'herpès circiné.

Une autre affection des poils avait aussi été l'objet des recherches microscopiques de M. le docteur Gruby. Je veux parler de la mentagre. J'ai moi-même examiné au microscope un très grand nombre de poils affectés de mentagre, et j'ai pu constater l'existence du champignon propre à cette affection. Assurément ce champignon n'est pas vivace et multiplié comme celui de la teigne tondante; on ne le retrouve pas dans tous les poils des mentagreux, mais nous l'avons vu très développé et très manifeste sur quelques-uns de nos malades, entre autres sur le nº 20 du pavillon Gabrielle, dont nous rapportons plus loin l'observation.

Le champignon de la mentagre ne m'a pas paru avoir de manifestation extérieure; il est tout entier renfermé dans le bulbe; répandu notamment sur la souche et l'origine du poil, il forme, comme le dit M. Gruby, une gaîne végétale, je dirais, moi, une sorte de treillage au poil.

C'est encore à M. Gruby que nous sommes redevables du

champignon propre au porrigo decalvans. Que, par cette dernière expression, le célèbre micrographe ait entendu le vitiligo du cuir chevelu, ou ce que j'appelle la teigne décalvante, peu importe ; l'erreur n'a pas de conséquence en thérapeutique, puisque, dans l'une et l'autre affection, il existe également une production mucédinée qui déracine le poil et détermine l'alopécie.

Ainsi, pour nous résumer : Dans le favus, le champignon attaque les poils, se manifeste à l'extérieur sous forme de croûtes jaunes plus ou moins enchâssées dans l'épaisseur de la peau, se complique souvent de congestions, d'hémorrhagies, de fongosités, d'hypersécrétions épidermiques et d'inflammations suppuratives du cuir chevelu.

Dans la teigne tondante, le champignon altère les poils, se manifeste extérieurement sous forme de productions blanches, lamelleuses, floconneuses ou pulvérulentes sans inflammations concomitantes.

Dans la mentagre, il altère les poils, ne paraît pas avoir de manifestation extérieure, mais se complique d'inflammations pustuleuses et au bout d'un certain temps de végétations fongueuses à la base des poils.

Enfin, dans les teignes achromateuse et décalvante, le végétal parasite se borne à produire l'altération et la chute des poils, sans avoir de manifestation extérieure et sans amener de complications inflammatoires.

Dans toutes ces affections, le champignon détermine plus ou moins vite et d'une manière plus ou moins durable l'alopécie, mais enfin, il l'amène toujours après lui.

Les divers champignons des teignes appartiennent à l'ordre des mucédinées ; ils ont tous des caractères propres qui les distinguent et qui, sans doute, permettraient de les classer ; mais c'est là un travail difficile et qui, d'ailleurs, m'écarterait du but que je me suis proposé : je laisse ce soin à d'autres plus habiles que moi en cryptogamie ; j'ai dû me borner à constater la véritable nature des teignes et à en préciser le siége.

Il ne me reste plus qu'à dire quelques mots de la place que devraient occuper les teignes dans un cadre nosologique.

Les Willanistes, qui avaient placé le favus dans l'ordre des pustules, se sont trouvés assez embarrassés du moment où il a été démontré clairement que les *favi* n'étaient pas des *pustules*; qu'il n'y avait jamais de pus dans ces concrétions jaunâtres. Mahon et Baudelocque avaient proposé de les appeler *tubercules ;* mais le favus aurait-il été mieux placé dans l'ordre des tubercules? D'ailleurs, les tubercules ne sont jamais liquides, et MM. Cazenave et Rayer admettent encore la fluidité de la matière faveuse au moment de sa formation. Ne valait-il pas mieux s'entendre sur la signification de ce mot *pustule* et par là désigner, à l'avenir, tout bouton, toute élévation dermique inflammatoire ou autre dans laquelle se produirait une matière liquide dans le principe, concrescible et devant bientôt se changer en croûte. C'est là l'idée à laquelle s'est arrêté M. Cazenave qui persiste à maintenir le favus dans l'ordre des pustules.

La teigne tondante n'est qu'un herpès; sa place est dans l'ordre des vésicules; la mentagre dans les pustules ; le vitiligo dans les décolorations ou macules. La teigne décalvante, regardée comme une alopécie idiopathique, n'a pas de place dans la classification anglaise.

Ainsi, comme on le voit, nous avons pris nos teignes dans divers ordres de la classification anatomique de Willan ; mais ces affections si disparates à la première vue ont des caractères communs d'un haute importance, qui justifient leur rapprochement : — nature et siége sont identiques ; — dans toutes, un végetal parasite qui attaque le poil, en altère profondément la texture et en provoque la chute; — même étiologie, même traitement.

Dans une classification générale des maladies, les teignes doivent figurer parmi les parasites de l'ordre végétal, non loin de la gale qui aurait naturellement sa place dans les parasites de l'ordre animal.

Les teignes ne sont pas sans doute les seules productions végétales que l'on observe sur l'appareil tégumentaire. On doit rapprocher d'elles, le muguet qui est encore une mucédinée, les algues de la bouche, certaines moisissures observées à la surface des vieux ulcères, quelques formes de mélanose, etc., etc. ; mais les teignes se distinguent de toutes ces variétés cryptogamiques, en ce qu'elles ont essentiellement leur siége sur le système pileux.

CHAPITRE V.

DU TRAITEMENT

Thérapeutique générale des teignes.

Malgré les travaux, si recommandables d'ailleurs, des médecins anciens et modernes, disons-le de suite, quand nous avons commencé nos recherches, la thérapeutique des teignes était encore dans l'enfance. Aucune règle de traitement n'avait été posée.

Les uns croyaient comme Lorry que, pour guérir le favus, il fallait cautériser profondément le cuir chevelu. *In posteriore, seu topicâ et locali evellendæ sunt crustæ locum obsidentes, erodenda eorum principia, ut justa et profundior suppuratio, organismo cutis destructo, cicatricem loco tineæ efficiat, unde a tineâ bene curatâ semper sequitur calvities.* (1)

Les autres perdaient leur temps à appliquer, sur le cuir chevelu, toutes sortes de topiques pendant des mois et des

(1) *De morbis cutaneis*, page 469.

années entières. La maladie semblait se jouer de leurs efforts! Naguère encore nous avons reçu, dans nos salles, des malades atteints de porrigo favosa qui avaient fait un séjour de dix mois, de dix-huit mois même, dans les divers services de l'hôpital Saint-Louis, sans que, chez eux, la teigne ait rien perdu de sa beauté primitive.

Une seule méthode était en possession de guérir le favus, sinon toujours, du moins dans la plupart des cas, la méthode épilatoire des frères Mahon ; mais cette méthode, avec les poudres et les pommades dont les auteurs ont gardé le secret, ne guérit le mal, le plus ordinairement, quand il est invétéré, qu'après quinze ou dix-huit mois de traitement. Elle ne le guérit pas toujours. Nous avons vu un grand nombre de porrigo scutiformes récidiver après avoir été soumis, pendant des années entières, au traitement des frères Mahon.

Les mentagres, dans beaucoup de cas, n'étaient pas attaquées avec plus de succès. Combien n'a-t-on pas vu de mentagreux faire un séjour de dix mois et plus à l'hôpital Saint-Louis; heureux encore, quand six semaines, deux mois après leur sortie de l'hôpital, ils ne se voyaient pas repris de l'affection pour laquelle ils y étaient entrés. (1)

Bien que la teigne tondante n'entraîne presque jamais après elle une alopécie permanente, comme le favus, sa facile propagation par contagion dans les écoles et les pensionnats, et sa ténacité, souvent fort grande, avaient appelé sur elle toute l'attention des hommes à qui nous de-

(1) La durée la plus courte du *sycosis* est d'un à deux mois; il peut persister pendant de longues années malgré les traitements les plus rationnels.—Rayer. *Traité théorique et pratique des maladies de la peau*, tome I, page 656.

vons de connaître cette intéressante affection. Le traitement des frères Mahon, dirigé contre elle, a réussi ; mais il n'en abrège pas la durée plus que les moyens qui ont été indiqués par M. Cazenave.

Enfin, contre les teignes achromateuse et décalvante, on ne pouvait proposer que des moyens incertains, dans l'ignorance où l'on était du principe de ces affections.

Me fondant sur la nature et le siége des teignes, j'ai dirigé contr'elles un traitement rationnel, parasiticide, exclusivement local, me bornant à fortifier la constitution quand elle était appauvrie.

Ce traitement local a pour but de mettre le champignon partout en contact avec l'agent destiné à éteindre le principe de vie dans la production végétale. Or, il est évident qu'une condition nécessaire, pour atteindre ce but, c'est d'abord d'épiler. Sans épilation, il n'y a pas de guérison certaine ; quand on a détruit ou enlevé la partie libre, extérieure du champignon, il reste encore la partie *intra-pileuse et intra-cutanée*, qui reproduira infailliblement le mal, si on ne parvient à l'extraire.

L'épilation est d'autant plus nécessaire, que le champignon attaque des poils plus enchâssés dans la profondeur de la peau et plus multipliés dans le même bulbe. Si les poils sont petits, isolés, s'ils sont déracinés et emportés avec les croûtes, comme cela a généralement lieu sur le corps, on conçoit que la teigne puisse guérir sans épilation.— Si la chevelure est épaisse, si les poils sont serrés, s'il y a beaucoup de poils follets, une seule épilation ne suffira pas, il en faudra plusieurs.

L'épilation n'avait été conseillée que pour un seul genre de teignes, le favus ; il n'en était nullement question pour la mentagre et encore, c'est comme méthode thérapeutique, que l'épilation était employée dans les teignes faveuses, et non comme moyen d'arriver à l'application régulière, méthodique, efficace des agents parasiticides.

Parmi les nombreux agents parasiticides que nous pouvions mettre en usage, nous avons choisi de préférence le sublimé et l'acétate de cuivre, à la dose de 3 à 5 grammes pour 500 grammes de véhicule. Ces agents pouvaient être employés à l'état liquide, en dissolution dans l'eau ou sous forme d'onguents ou de pommades, incorporés à des corps gras. Le liquide nous paraît préférable ; il s'insinue mieux que la pommade dans les cavités béantes folliculaires, après l'avulsion des poils. Nous recommandons d'interrompre l'épilation dès qu'une surface d'un centimètre est dégarnie, de laver la peau avec un peu d'eau de savon tiède qui dissout les corps gras, puis de faire immédiatement la lotion parasiticide, ou mieux l'imbibition avec un linge, une éponge fine ou une petite brosse douce.

Nous allons passer successivement en revue le traitement de chaque teigne en particulier ; mais hâtons-nous de dire tout d'abord que nulle autre affection n'exige, pour sa cure, plus d'exactitude, plus de soin dans l'application des règles thérapeutiques, plus de patience de la part de l'opérateur, plus de surveillance incessante que la teigne.

Le traitement de la mentagre est de la plus grande simplicité; il peut être confié à tout le monde, au malade lui-même ; aussi, je pense qu'à l'avenir on ne verra plus guère de mentagres dans nos hôpitaux. Cela tient à ce que la mentagre est ordinairement limitée à la face, et que les poils affectés sont isolés, indépendants, que le champignon s'enlève assez souvent en totalité avec le bulbe du poil ; aussi, le traitement devient-il un peu plus compliqué quand la mentagre a gagné le cuir chevelu. Dans les teignes faveuse et tondante, c'est tout le contraire : la maladie attaque de préférence le cuir chevelu et là, pour les raisons que nous avons données, elle est très tenace. Quand, par exception, elles se montrent sur le corps, le traitement est des plus simples, plus simple peut-être encore que celui de la mentagre.

A.— *Du Favus.*

La teigne faveuse est une maladie contagieuse ; elle altère le système pileux, détruit la chevelure ; de plus, c'est une maladie dégoûtante qui répugne tellement, que celui qui en est atteint n'ose paraître dans la société et ne trouve, nulle part, une occupation : il est donc de la plus haute importance de la guérir. Si, pendant le règne des théories humorales, quelques médecins ont avancé qu'il était dangereux de guérir la teigne, nous croyons qu'aujourd'hui il serait difficile de trouver un praticien qui osât prendre sur lui la responsabilité d'une pareille opinion ; il ne peut y avoir aucune contre-indication à la cure radicale de la teigne. La complication d'une fièvre continue ou de toute autre maladie aiguë ne serait qu'un motif d'ajournement. (1)

La vraie teigne a été, dans tous les temps, regardée

(1) Ambroise Paré voulait qu'on respectât la teigne, c'était un

par les praticiens expérimentés comme une maladie d'une curation longue et difficile, d'où le proverbe si connu : *Cela tient comme teigne*; et, cependant, il s'est trouvé dans tous les temps, comme il s'en trouve encore de nos jours, des personnes et même des médecins qui ont eu la folie de croire que, pour guérir cette affection, il suffisait des soins de propreté. Cela ne se réfute pas, mais cela demande une explication; or, cette explication, la voici : c'est que la teigne a une cure palliative et une cure radicale. Dans le premier cas, la guérison n'est qu'apparente; elle dure un mois, six semaines, et souvent la tête paraît si nette, si bien débarassée de ses croûtes, le cuir chevelu a tellement perdu toute sa rougeur morbide, qu'on dirait le sujet définitivement guéri. Il n'en est rien, cependant, la récidive ne se fait pas longtemps attendre; mais, dans l'intervalle, les malades ont été renvoyés de l'hôpital comme guéris; ils se gardent bien en général de rentrer dans les mêmes services, et le médecin croit à une guérison solide et durable qui n'existe pas. L'erreur persiste dans son esprit jusqu'à ce qu'il ait été désillusionné par le retour de quelques-uns des teigneux qu'il avait crus guéris. C'est ainsi qu'au début de notre carrière médicale nous avions cru à la guérison facile du favus par les lotions émollientes et l'ap-

émonctoire dont se servait la nature pour prévenir des maladies plus sérieuses.

Lorsque le favus atteint des enfants faibles et valétudinaires dont la santé s'est améliorée depuis son apparition, il faut, dans ces cas rares, ajourner indéfiniment le traitement de cette maladie. — Rayer. *Traité des maladies de la peau*, tome I, page 711.

plication sur le cuir chevelu, pendant un certain temps, de pommades plus ou moins actives.

Une autre raison a pu encore, comme le dit Mahon (1), contribuer à propager cette erreur, c'est la facilité avec laquelle on vient à bout du favus, quand il siége ailleurs qu'au cuir chevelu. Le plus souvent, en effet, il suffit d'un bain ou de cataplasmes émollients pour en amener la guérison, et il me paraît bien inutile, comme le recommande entre autres M. Rayer, de cautériser les surfaces malades après la chute des croûtes. Si le favus avait à se reproduire, ce n'est pas assurément cette cautérisation qui l'en empêcherait, à moins qu'elle ne s'étendît à toute la profondeur des bulbes pileux, et alors il vaudrait infiniment mieux appliquer à ce favus du corps le traitement qui convient à celui du cuir chevelu.

On a dit aussi que la teigne faveuse pouvait guérir spontanément par les seuls efforts de la nature, ou à la suite d'une maladie grave. Nous n'avons jamais observé de pareilles guérisons ; il y a plus, c'est que nous avons vu, dans un cas, sur un sujet atteint de fièvre typhoïde, les croûtes faveuses se flétrir et s'affaisser seulement, pendant le cours de la maladie, pour repulluler avec une énergie nouvelle pendant la convalescence. Un de nos teigneux a été atteint d'une variole assez confluente, et cette fièvre éruptive n'a nullement enrayé la marche du favus. Mais même, en admettant comme vrais les faits rapportés par les auteurs, ces faits, toujours rares, ne sauraient infirmer la règle que nous donnons d'entre-

(1) *Recherches sur le siége et la nature des Teignes*, par Mahon jeune, page 17 de l'introduction.

prendre en toute circonstance, la cure radicale de la teigne.

On a déployé contre la teigne, en topiques et en moyens internes, toutes les ressources de la thérapeutique. Les spécifiques ont été d'autant plus multipliés qu'ils échouaient davantage.

Le charbon, le vert-de-gris, l'oxyde de manganèse, l'iodure de soufre, le sulfure de chaux, etc., tour à tour mis en usage et employés comme topiques, n'ont pas eu plus de succès. On a bien cité quelques cas rares de guérison, mais cette guérison a-t-elle été bien constatée? a-t-on attendu le temps nécessaire pour être certain qu'il n'y avait plus de récidive à craindre?

Les moyens internes, purgatifs et spécifiques sont aujourd'hui généralement abandonnés. On se borne à prescrire le régime plus ou moins fortifiant que commande la constitution du malade.

Les méthodes épilatoires, seules, comptent des succès réels dans le traitement de la teigne. C'est là un fait avoué aujourd'hui par la plupart des médecins, et un fait qui ne doit pas surprendre, si l'on se reporte à ce que nous avons dit de la nature de cette affection.

Le traitement par la *calotte* est la méthode épilatoire la plus ancienne : il consistait à arracher les cheveux au moyen d'emplâtres agglutinatifs. C'était là un traitement barbare et qui a justement mérité le discrédit dans lequel il est tombé ; il ne guérissait d'ailleurs qu'un très petit nombre de teigneux,

L'épilation par les pinces, préconisée par Samuel Plumbe, n'a pas obtenu plus de faveur, au moins auprès des médecins français. Cette méthode d'avulsion des cheveux nous paraît avoir été beaucoup trop amèrement critiquée (1). Ce qui fait que la *calotte* est un moyen cruel par l'espèce de torture qu'il inflige au malade, c'est que l'arrachement des cheveux se fait en masse et dans des directions souvent très opposées à celles des capsules. Il n'en est plus de même dans l'arrachement à l'aide des pinces, que l'on dirige comme on veut dans le sens des cheveux. On a reproché à ce mode d'avulsion le temps qu'il entraîne pour son exécution et la fatigue des sujets qui s'y soumettent. Assurément, avec la *calotte*, on va plus vite en besogne, mais aussi on casse plus de cheveux qu'on n'en arrache, et d'ailleurs il faut savoir au juste ce que vaut ce reproche de lenteur adressé à l'épilation par les pinces.

Quelle que soit l'étendue des surfaces malades, il est facile de les dégarnir, en totalité, des cheveux qui les recouvrent, dans un espace de temps qui varie de quelques minutes à six heures; il suffit donc pour les têtes les plus malades de trois séances de deux heures chacune, ce qui peut se faire parfaitement, sans fatigue pour le sujet, en trois jours consécutifs. Les auteurs, qui ont cherché à frapper de réprobation ce mode d'avulsion des cheveux n'y ont jamais eu recours.

Mais une autre raison a contribué, plus que toutes ces

(1) Que signifie la torture de l'épilation pratiquée encore dans quelques lieux de l'Italie et de l'Angleterre? Ce genre de médication est tout aussi barbare que celui de la *calotte*. Arracher les cheveux un à un, avec des pinces, et sur une surface plus ou moins étendue, ensanglanter la tête à chaque instant, par la plus douloureuse des mutilations, est un acte odieux qui rappelle le supplice de ces anciens martyrs de la foi qu'on faisait mourir à petit feu, etc. (Alibert, *Monographie des dermatoses*, 2e édition, page 320.)

critiques, à faire rejeter l'épilation par les pinces : ç'a été la publicité donnée à la manière d'agir des frères Mahon.

La méthode des frères Mahon consiste à pratiquer l'épilation au moyen du peigne et des doigts. Le cuir chevelu a été, au préalable, et pendant un temps plus ou moins long, frictionné avec certaines pommades dont les auteurs seuls ou les héritiers de leur secret connaissent la composition. On sème sur les cheveux la poudre nº 1 ou nº 2, puis on presse cette poudre sur le cuir chevelu, on la fait pénétrer dans les follicules en frottant avec la pulpe du pouce : on arrache ensuite les cheveux avec les doigts comme s'il s'agissait de plumer un volatil.

On a pensé qu'ici l'instrument d'avulsion était de peu d'importance et n'agissait, en quelque sorte, que pour déplacer et emporter les cheveux, déracinés par l'effet des poudres et pommades épilatoires. C'est là une très grande erreur, et c'est ici le lieu de dire tout ce que nous pensons des remèdes épilatoires.

Dans le travail de l'épilation, il nous semble qu'on n'a pas fait assez la part de la maladie et celle des agents épilatoires.

Le meilleur épilatoire, sans contredit, c'est la maladie. Nous avons bien souvent épilé des parties atteintes de favus, surlesquelles nous avions recommandé de n'appliquer aucune espèce de pommade, et d'autres régions malades au même degré, que, pendant quelques jours, et même pendant un temps fort long, nous avions frictionnées avec des pommades et des poudres épilatoires, et même avec celles des frères Mahon, sans trouver de différence appréciable dans l'arrachement des cheveux.

Les épilatoires agissent bien plus par l'irritation qu'ils

provoquent dans les bulbes pileux, que par leurs propriétés dissolvantes (1), et les poudres épilatoires n'agissent, en général, que mécaniquement sur les bulbes des poils et non chimiquement. Aussi est-il nécessaire que ces poudres aient un certain degré de rudesse, comme celles des frères Mahon; ce que l'on peut facilement obtenir en mêlant, à ces poudres, une certaine quantité de charbon pulvérisé, de craie ou d'ardoise pilée.

Nous avons employé concurremment, sur le même sujet, et sur deux parties également malades de la tête, la poudre des frères Mahon et une poudre que nous avions fait préparer avec deux parties de cendre de sarment et une partie de charbon. Nous ne saurions vraiment dire à laquelle de ces deux poudres nous donnerions la préférence; elles nous ont paru agir de la même manière.

Répétons-le donc une fois pour toutes : la maladie est le meilleur agent épilatoire; toutefois, si la teigne est récente, si le cheveu offre quelque résistance à l'avulsion par les pinces, on doit, pendant quelques jours, frictionner les parties que l'on veut épiler avec l'huile de cade ou une pommade alcaline, l'huile de noix d'acajou incorporée à l'axonge, etc.

L'huile de cade est le meilleur agent épilatoire; elle éteint la sensibilité du cuir chevelu et porte spécialement

(1) Le sulfhydrate de chaux est l'agent dissolvant le plus puissant. Pour connaître jusqu'où s'étendait son action, j'ai enlevé sur un cadavre une partie de cuir chevelu que j'ai recouverte de sulfhydrate de chaux, lequel est resté douze heures en contact avec la surface tégumentaire. Toute la portion libre des cheveux était dissoute; l'épiderme était partout ramolli et tombait en deliquium; mais la partie intra-cutanée du cheveu était restée intacte.

son action sur les bulbes pileux ;— les pommades alcalines augmentent toujours l'irritation cutanée. C'est l'huile de cade, employée comme agent épilatoire, qui nous permet d'épiler tout le cuir chevelu, quand cela nous paraît nécessaire et d'arracher, sans douleur, des cheveux qui paraissent tout à fait sains.

La pommade alcaline dont nous nous servons est ainsi composée :

Chaux vive	*aa* 2 grammes.
Soude du commerce. .	
Axonge.	60 grammes.

Je la remplace quelquefois par une autre, où je fais entrer l'orpiment en petite quantité. Quant à l'huile de noix d'acajou, je l'emploie à la dose de 50 centigrammes à 1 gramme par 30 grammes d'axonge.

L'épilation, quel que soit le mode d'arrachement employé, débarrasse le cuir chevelu du cheveu et de sa capsule. C'est déjà la majeure partie de la racine du champignon extraite ; mais tout n'est pas détruit : il en reste encore des vestiges dans le follicule et, d'ailleurs, là où il n'existe plus de cheveux, les follicules sont souvent remplis de grains cryptogamiques. D'un autre côté, après une première épilation du cuir chevelu, les follicules ont perdu, sans doute, les capsules pileuses les plus développées, mais il en reste d'autres qui renferment encore des débris de champignons et d'où s'élèvent des tiges de poils follets qui ont échappé à la pince. L'épilation seule ne suffit donc pas ; elle n'amenerait que des résultats incertains. Il faut atteindre la partie profonde du cryptogame avec le liquide parasiticide.

En se plaçant à un autre point de vue théorique et en supposant le favus sécrété par les follicules sébacés, il faudra aussi, après l'arrachement des cheveux, modifier la vitalité des follicules pour qu'ils ne reproduisent plus à l'avenir de matière faveuse. On remplit cette indication, dans le traitement des frères Mahon, par les onctions avec la pommade rose et le sirop dépuratif à l'intérieur.

En résumé, tous les traitements internes ou externes, dirigés contre la teigne faveuse du cuir chevelu, sans épilation préalable, échouent dans l'immense majorité, sinon dans la totalité des cas.

Parmi les méthodes épilatoires, la *calotte* a procuré quelques succès, mais c'est un traitement barbare et auquel on a depuis longtemps renoncé. Les méthodes épilatoires simples peuvent réussir, mais rarement et au bout d'un temps fort long. Le traitement des frères Mahon guérit, sinon toutes les teignes, du moins un très grand nombre ; il a, il faut le reconnaître, un immense avantage sur la *calotte* et les autres méthodes épilatoires simples proposées jusque-là ; mais, par cette méthode, on prolonge indéfiniment la durée du traitement. La plupart des favus ne sont guéris, ainsi que nous l'avons dit déjà, qu'après six mois, un an, dix-huit mois de traitement. Nous rapporterons plusieurs observations dans lesquelles on pourra voir que, trois fois appliqué sur les mêmes sujets, le traitement des frères Mahon a échoué trois fois.

On a reproché aux frères Mahon de comprendre, parmi les teignes, beaucoup d'eczéma, de psoriasis, de lichen du cuir chevelu, de confondre, à dessein, le porrigo scutulata avec le porrigo favosa, le premier passant dans l'opinion générale pour être le plus facile à guérir ; je leur adresserais, quant à moi, bien plutôt un reproche contraire. C'est généralement, en effet, dans le porrigo scutulata que nous avons vu échouer la méthode des Mahon, et quant aux autres affections du cuir chevelu, tels qu'eczéma, psoriasis, lichen, je pense que les héritiers du secret des Mahon aiment autant avoir à traiter de petites teignes faveuses, bien circonscrites, qu'un eczéma ou un psoriasis général du cuir chevelu. Il semble vraiment que les dermatologistes, hommes de science et médecins, aient été honteux d'avouer qu'un traitement efficace du favus avait été trouvé en dehors d'eux, et par une personne étrangère aux sciences médicales. Il n'est que trop vrai, cependant, que pour la teigne, de même que pour la gale, l'empirisme a devancé la science.

Il me reste à faire connaître le traitement auquel je soumets les malades atteints de teigne faveuse du cuir chevelu.

La première indication qui se présente à remplir dans le traitement de la teigne, c'est de nettoyer la tête, de la débarrasser de ses croûtes, des poux quand il y en a. Les cheveux doivent être coupés à deux ou trois centimètres du cuir chevelu, les poux détruits par l'onguent napolitain ou le bain sulfureux, les croûtes détachées par les lotions d'eau tiède, les bains dans lesquels on fait plonger la tête, à diverses reprises, les cataplasmes émollients. M. Lebert (1) donne le conseil de faire énucléer les croûtes, avec une spatule, par un infirmier. De cette manière, dit-il, les sporules se dispersent moins sur

(1) *Traité pratique des maladies scrofuleuses et tuberculeuses*, p. 255.

le cuir chevelu que quand on opère le ramollissement et la fonte des croûtes au moyen de lotions et de cataplasmes. Ce conseil peut être bon, mais seulement dans les cas de favus circonscrit, peu étendu, et aussi quand il s'agit de pratiquer les épilations secondaires, lors de la repullulation des godets faviques. Si la teigne est très étendue, si les croûtes occupent presque la totalité du cuir chevelu, il n'y a aucun avantage à suivre cette méthode, qui d'ailleurs est plus douloureuse que l'autre.

Un jour suffit ordinairement à cette opération préliminaire, à la suite de laquelle nous faisons faire sur toutes les parties malades une première lotion parasiticide avec le solutum de sublimé ou la dissolution d'acétate de cuivre, dans le but de détruire tout ce qui reste de libre des produits faviques à la surface du cuir chevelu, et sur les dépressions cutanées qui succèdent à l'enlèvement des croûtes.

La seconde indication, c'est d'épiler. Quelles sont les parties que l'on doit épiler? quelles sont celles qu'il faut respecter?

J'avoue que dans le principe, la crainte de dégarnir pour toujours une étendue plus ou moins grande du cuir chevelu m'avait rendu excessivement timide, et que je n'osais arracher les cheveux que sur les parties rouges, tuméfiées et antécédemment couvertes de croûtes : je n'allais pas au delà. L'expérience est venue bientôt m'apprendre que non seulement ma crainte était mal fondée et que les cheveux repoussaient constamment sur les parties épilées, malades ou non, mais encore que, par suite de l'application des moyens curatifs il poussait des cheveux là où nous pensions au début du traitement qu'il y aurait calvitie pour toujours. Aujourd'hui je n'hésite pas à donner le conseil d'épiler, non seulement les surfaces malades, mais même les parties environnantes, celles sur lesquelles les cheveux paraissent altérés. Si on a affaire à un porrigo dispersé par places sur toutes les régions de la tête, il faut épiler tout le cuir chevelu, et pour peu que la teigne soit étendue, pour peu que les cheveux paraissent altérés et n'offrent qu'une faible résistance à l'arrachement, l'épilation primitive doit s'étendre à toute la tête. Il est important de ne pas laisser une couronne de cheveux au dessus du front ou de la nuque.

L'épilation primitive peut être assez souvent pratiquée d'emblée, sans aucune préparation et sans douleur, au moyen des pinces. Il faudrait une complication inflammatoire assez sérieuse, une phlegmasie assez intense, un érysipèle du cuir chevelu pour faire ajourner l'épilation. Si les cheveux que l'on juge à propos d'arracher tiennent quelque peu, on fait deux fois par jour, pendant quatre ou cinq jours, des frictions avec une pommade alcaline ou mieux encore avec l'huile de cade pure.

L'épilation est toujours un travail facile mais qui exige cependant quelque dextérité de la part de celui qui la pratique. Les cheveux implantés obliquement dans le tissu de la peau demandent à être extraits dans le sens de leur implantation, Si les mors de la pince ne saisissent, à la fois, que deux, quatre, six cheveux implantés dans le même follicule, on aura ces cheveux avec une grande facilité. Si au petit bouquet uniloculaire, on veut ajouter le bouquet voisin, on occasionnera de la douleur au malade et on s'exposera à rompre les cheveux. Nous avons pu cependant extraire aisément et sans douleur, au moyen des pinces, des bouquets formés de douze et quinze cheveux. C'est pour cela que nous avons fait faire, et que nous avons à notre disposition des pinces à mors plus ou moins larges, depuis 3 millimètres jusqu'à 8 ou 10, et dont nous nous servons tour à tour au besoin, suivant les cas.

L'épilation doit être faite avec le plus grand soin. Il faut extraire tous les poils follets que l'on peut enlever avec la pince. Un assez grand nombre de ces poils trop déliés échappent à l'instrument. Ce n'est que quelques jours après la première épilation qu'ils grossissent et peuvent être saisis à leur tour. La chevelure peut se comparer à une forêt dont les grands arbres étouffent les petits qui ne se développent qu'après la coupe ou l'arrachement des premiers.

L'épilation se fait sans douleur ; elle n'est suivie en général d'aucun suintement sanguin. Sur deux sujets seulement, l'un venant d'Alger, l'autre de Marseille, tous deux admis dans notre service pour y être traités de la teigne, il existait un état fongueux des bulbes, et l'épilation, sans occasionner plus de douleur que de coutume, fut accompagnée d'un léger écoulement de sang, qui nous a paru être plus favorable que nuisible.

L'épilation primitive est immédiatement suivie de la lotion d'eau savonneuse, et d'une imbibition parasiticide avec le solutum de sublimé. C'est ainsi que l'on remplit la troisième indication qui consiste à détruire la partie profonde ou intra-cutanée du champignon.

L'épilation primitive demande trois ou quatre jours. Les séances ne peuvent se prolonger chaque jour au delà d'une heure et demie, deux heures. Les enfants ne pleurent pas, ne souffrent pas ; mais ils s'ennuient de rester deux heures dans la même position et les mouvements qu'ils font dérangent l'opérateur.

Après la première épilation on se borne pendant trois ou quatre jours à faire, matin et soir, uue lotion sur la tête avec la dissolution de sublimé, puis les jours suivants une onction avec l'axonge ou mieux encore avec la pommade ci-dessous :

Axonge.	500 grammes.
Acétate de cuivre. . . .	1 gramme.

S'il survient une éruption pustuleuse, on se borne à vider les pustules en les perçant avec une épingle.

De jour en jour on voit tomber la rougeur morbide ; les surfaces malades qui étaient tuméfiées s'affaissent, le cuir chevelu reprend quelquefois un aspect tout à fait normal. Bientôt les cheveux commencent à repousser et l'on dirait souvent le malade tout à fait guéri ; mais le plus ordinairement, au bout d'un temps qui varie entre trois et six semaines, il arrive une nouvelle éruption favique, beaucoup plus rare assurément que la première, mais qui, quelquefois encore, est extrêmement multipliée. Celle-ci nécessite de nouveaux soins : on doit, avec une épingle, énucléer chacun des petits godets faviques, arracher le poil avec les pinces et faire une nouvelle imbibition parasiticide avec la dissolution d'acétate de cuivre.

Il est inutile d'attendre la manifestation de cette nouvelle éruption favique ; on doit pratiquer l'épilation secondaire dès que les cheveux peuvent être saisis avec la pince. Pendant deux ou trois jours on continue, matin et soir, la même lotion parasiticide, puis les jours subséquents on fait graisser la tête alternativement avec le saindoux et la pommade d'acétate de cuivre. La rougeur disparaît graduellement; les démangeaisons cessent, les cheveux repoussent, mais avec des qualités physiques bien différentes de celles qu'ils présentaient lors de l'entrée du malade à l'hôpital. Ils sont généralement plus multipliés; on en trouve souvent sur des parties qui paraissaient tout-à-fait chauves. Au lieu d'être ternes, cendrés, blanchâtres, ils ont une couleur franche : noirs, chatains ou blonds ; examinés au miscrocope ils n'offrent aucune altération pathologique.

Si le traitement a été bien appliqué la guérison radicale de la teigne est obtenue au bout de six semaines, deux mois. Nous avons gardé quelques uns de nos malades pendant six et huit mois afin de nous assurer qu'aucune récidive n'était à craindre.

Ce n'est pas par l'inspection microscopique des cheveux que nous avons pu acquérir la certitude d'avoir guéri radicalement nos teigneux, pas plus que ce n'a été par la constatation de la mort des acarus que nous avons pu, en 1850, certifier la guérison des galeux après deux frictions insecticides sur tout le corps; car, de même que pour la gale, beaucoup d'acarus, les mâles en particulier pouvaient échapper, à l'œil investigateur du micrographe, pour la teigne beaucoup de cheveux malades pouvaient également nous échapper, et il eût été bien impossible d'examiner toute la chevelure au microscope. Dans la gale, comme dans la teigne, c'est en gardant les malades, après guérison, au delà du temps nécessaire à la récidive qu'on peut être certain d'être arrivé à une cure radicale. Quand la maladie se reproduit au bout d'un an, ce n'est plus une récidive, c'est une nouvelle attaque.

Dans cette description du traitement de la teigne nous avons supposé le favus répandu sur une grande partie du cuir chevelu et les cheveux plus ou moins altérés, d'où la nécessité de l'épilation générale. Si le favus est très circonscrit, si les cheveux sont sains, le traitement sera le même; mais la surveillance doit être incessante et plus grande que dans le cas précédent; car il arrive souvent qu'au moment où l'on croit le malade parfaitement guéri, on voit apparaître, çà et là sur la tête, de petites places rouges et tuméfiées, avec prurit, indice certain d'une nouvelle éruption favique. Aussi, quand ces choses se passent et se répètent plusieurs fois, vaut-il mieux faire frictionner toute la tête avec l'huile de cade pendant quelques jours et abattre la chevelure entière. On évite ces poussées partielles qui tiennent souvent à la contagion, en recommandant au malade, qui n'a que quelques points atteints de cuir chevelu, de se graisser les cheveux avec la pommade d'acétate de cuivre.

Nous ne saurions trop insister sur la nécessité de pratiquer avec soin les épilations secondaires, quand l'apparition de tout petits godets faviques ou de petites places tuméfiées et rouges indiquent ces épilations.

Le favus s'est montré à nous et nous l'avons décrit sous trois formes : urcéolaire, scutiforme et squarreux. Ces trois formes sont identiques, quant au fond. Chacune d'elles n'exige aucune indication particulière. Nous dirons seulement que le favus urcéolaire ou favus isolé, regardé généralement comme le plus difficile à guérir, le plus rebelle aux agents thérapeutiques est, au contraire, celui dont on obtient le plus aisément et le plus promptement la guérison, et cela se conçoit puisque dans cette forme les bulbes sont attaquées isolément, individuellement, tandis que dans les autres formes la maladie est confluente et que le premier effet du traitement est de la rendre discrète, de la faire passer à l'état de favus urcéolaire.

Quand le favus occupe simultanément le cuir chevelu et d'autres régions du corps, les bains seuls débarrassent le malade de son favus du corps, qui le plus souvent ne se reproduit pas. S'il se reproduisait, on l'attaquerait par les moyens que nous venons d'indiquer pour le favus du cuir chevelu, et le succès ne se ferait pas longtemps attendre.

Il est certaines précautions qu'il ne faut pas négliger pendant le cours du traitement de la teigne. Les malades en traitement ne doivent pas communiquer avec les nouveaux venus. Ils ne doivent pas séjourner dans la salle où ces derniers sont reçus. Si l'atmosphère d'une salle est chargée de sporules faviques, il est difficile d'éviter qu'il n'en tombe sur des têtes dégarnies de cheveux, et par conséquent sur un terrain propre à les développer. Nous avons soin de faire couvrir constamment la tête de nos teigneux avec un bonnet de toile imprégné d'un corps gras. Ils ne le quittent que pour les pansements et au moment de la visite. Après la guérison, la tête doit être tenue proprement, la chevelure enduite de pommade. C'est le meilleur moyen d'éviter une nouvelle atteinte du mal.

Une sécrétion épidermique, comme pityriasique, se montre assez souvent, et pendant un temps plus ou moins long, sur les parties qui ont été le siége de la teigne. Cette sécrétion n'a rien qui doive inquiéter : elle disparaît par les ablutions d'eau simple et l'application d'un corps gras.

De la Teigne tonsurante.

Les frères Mahon ont appliqué à la teigne tonsurante, le traitement du favus; ils la guérissent généralement dans l'espace de huit ou dix mois.

M. Cazenave ne croit pas qu'il soit possible de fixer la durée du traitement de l'herpès tonsurant. Les moyens qu'il indique sont les lotions boratées, la pommade avec l'onguent citrin et le goudron, avec le tannin, le sulfure de chaux, etc ; il l'a vue guérir au bout de six et huit mois, quelquefois au bout d'un an et plus. Les cheveux repoussent toujours; on n'a pas à redouter, comme dans le favus, une alopécie permanente. Les topiques trop actifs ne conviennent pas. (1)

Il est certain qu'on peut obtenir la guérison de la teigne tondante sans épilation et par les moyens qu'indique M. Cazenave. J'ai, moi-même, traité par ces moyens, en ville, cinq enfants atteints de cette affection. Tous les cinq sont guéris, et les cheveux sont repoussés sains sur les places qui avaient été le siége du mal ; mais la guérison a été longue à obtenir et le traitement s'est prolongé pendant près d'une année.

Notre méthode épilatoire, suivie de l'imbibition parasiticide, réussirait à merveille dans la teigne tondante, mais la première condition du succès, l'épilation, ne peut être que très difficilement obtenue. Les cheveux s'enlèvent avec facilité et sans douleur sur les plaques, mais on n'en arra-

(1) *Traité des maladies du cuir chevelu*, p. 205.

che qu'un très petit nombre ; ils viennent presque tous sans racine. Le champignon qui les imprègne les rend fragiles et ils se rompent au plus léger effort de traction que l'on fait pour les extraire.

On doit attaquer cette affection dès sa naissance, et alors il est facile d'en arrêter les progrès ; — il faut épiler toutes les petites places sur lesquelles apparaissent des vésicules herpétiques , et lotionner les points dégarnis, avec une éponge ou une petite brosse douce imbibée d'une solution de sublimé, (2 grammes de sublimé dissous dans l'alcool pour 500 grammes d'eau distillée). La dissolution d'acétate de cuivre ne convient pas ici, elle est trop active, et, comme l'a très justement remarqué M. Cazenave, les topiques trop irritants accroissent le mal. Sous leur influence, le champignon se multiplie d'une manière souvent effrayante.

Si la teigne tondante est prise au début, la guérison est prompte. On arrête immédiatement les progrès de cette affection.

Lorsqu'il existe déjà des plaques circulaires, squameuses, couvertes de cheveux brisés avec leurs gaînes blanches ; que la peau est ardoisée, les follicules hérissés, — il faut encore recourir au même traitement ; mais la guérison n'est plus aussi rapide parceque l'épilation ne peut être que partielle et très imparfaite. Il est bon, cependant, de débarrasser la plaque de ses squames, des cheveux cassés, puis d'arracher, sur le pourtour de la plaque, tous les cheveux dont la couleur est altérée et de faire aussitôt, après cette opération, une lotion avec le solutum de sublimé. En agissant ainsi, on arrête le développement excentrique de la plaque, et on détruit déjà une bonne partie du champignon.

Pendant quelques jours on continue la lotion parasiticide, puis on enduit les plaques et la chevelure d'une pommade composée de 30 à 50 centigrammes d'iodure de soufre, par 30 grammes d'axonge. Dès que les cheveux recommencent à pousser sur les parties malades, on les enlève de nouveau; on lave la plaque avec la solution de sublimé, et la même opération se répète jusqu'à ce que le cuir chevelu se soit affaissé, ait perdu sa teinte ardoisée et que les cheveux arrachés viennent avec leur racine. On peut, de cette manière, réduire à trois ou quatre mois la durée du traitement de la teigne tonsurante.

De la Mentagre.

Dans toutes les mentagres, et notamment dans les mentagres pustuleuses, qui datent déjà d'un certain temps, l'épilation est nécessaire : on doit la pratiquer immédiatement sans préparation aucune. Cette épilation se fait à l'aide de pinces convenables, et si la mentagre est partielle, si elle n'occupe qu'une partie des moustaches ou de la barbe, on peut épiler tous les poils malades en une seule séance. Dans le cas contraire, lorsque le mal attaque tous les poils de la figure, les moustaches, la barbe, les favoris et même, comme nous l'avons vu une fois, quelques points du cuir chevelu, on consacre plusieurs séances à cette petite opération, que le malade peut d'ailleurs parfaitement bien pratiquer lui-même.

L'épilation des moustaches et de la barbe se fait en général très facilement et sans que les malades témoignent en ressentir beaucoup de douleur. Cela toutefois dépend du degré de sensibilité propre à chaque individu. Si la mentagre est ancienne, les bulbes des poils sont en général ébranlés, la capsule est en quelque sorte détachée de la papille et séparée de l'étui folliculaire ; le poil vient de lui-même. Dans les mentagres récentes, l'opération est un peu plus douloureuse ; ce qui se conçoit sans peine, quand on songe au nombre de filaments nerveux qui se distribuent dans les téguments de la face.

L'avulsion des poils est quelquefois accompagnée de suintement sanguin. Cette circonstance ne rend pas l'opération plus douloureuse ; elle tient uniquement à l'état fongueux des parties atteintes du sycosis.

Dès que les surfaces malades sont épilées, nous les imbibons, à l'aide d'un pinceau, d'une éponge ou d'une brosse fine, d'un solutum de sublimé.

La solution que nous employons pour la mentagre est en général celle dont nous nous servons pour le favus : elle renferme 5 grammes de sublimé pour 500 grammes d'eau distillée. A cette dose, le sublimé détermine assez souvent, aussi bien sur les lèvres que sur la tête, une éruption plus ou moins nombreuse de petites pustules que l'on ouvre le lendemain avec une épingle, et qui n'offrent d'ailleurs aucun inconvénient. Dans un cas, nous avons eu un commencement de ptyalisme. Pour prévenir ces légers accidents, on peut se servir d'un solutum ne contenant qu'un ou deux grammes de sublimé pour 500 grammes d'eau distillée ou bien d'une dissolution de 1 gramme d'acétate de cuivre dans 500 grammes d'eau.

L'épilation dans la mentagre est immédiatement suivie d'une amélioration vraiment surprenante. Les démangeaisons, la douleur cessent, la tension de la lèvre disparaît, la souplesse remplace l'induration, l'éruption pustuleuse n'a plus lieu.

La durée du traitement se réduit au temps de l'épilation. Une seule application du liquide parasiticide suffit, et le malade n'a besoin ni de traitement interne, ni de bain, ni de pommade, de sorte qu'il est à peu près inutile de l'admettre à l'hôpital pour un traitement aussi simple. Si la mentagre est fort étendue, si elle occupe tous les poils de la figure, si elle a gagné le cuir chevelu, le malade pourra être admis à l'hôpital : il n'y fera pas un long séjour ; en huit ou dix jours il sera complétement débarrassé et sortira parfaitement guéri.

L'épilation seule peut amener la guérison de certaines mentagres, dans lesquelles il existe peu ou il n'existe point de cryptogames ; il est toujours plus sûr de recourir après l'épilation, à la lotion parasiticide.

A la suite de ce traitement, les poils repoussent parfaitement bien, et souvent plus beaux qu'avant l'épilation (voir observation n° 4). Il peut y avoir récidive ; mais elle est toujours partielle, et le malade sait comment il faut faire pour se débarrasser promptement de sa maladie.

L'isolement des poils, la nature du champignon de la mentagre expliquent pourquoi on guérit plus vite et par une seule lotion le sycosis phyto-dermique, tandis que le traitement du favus est plus compliqué.

Des Teignes achromateuse et décalvante.

Nous n'avons que peu de choses à dire du traitement de ces affections auxquelles nous n'avons pu encore appliquer d'une manière complète le traitement qui nous a si bien réussi pour les autres espèces de teignes.

L'épilation devra être pratiquée le plus tôt possible et sur toute l'étendue des surfaces malades. Comme agent parasiticide, on pourra indifféremment choisir le sublimé ou l'acétate de cuivre.

Les bains sulfureux, les pommades avec l'huile de noix d'acajou ou le quinquina, les toniques à l'intérieur pourront être concurremment mis en usage.

CHAPITRE VI.

OBSERVATIONS.

Nous nous proposons de donner plus tard un relevé statistique de toutes les teignes qui ont été traitées par nous. Ce travail aujourd'hui serait nécessairement incomplet et ne pourrait offrir qu'un médiocre intérêt. Nous allons choisir un certain nombre de faits, parmi tous ceux que nous avons à notre disposition ; ils suffiront à édifier le lecteur sur l'efficacité de notre traitement des teignes.

Que l'on ne vienne pas nous opposer des faits de récidive, en montrant des malades qui auraient fait un séjour plus ou moins long dans notre service, et sur lesquels le favus se serait reproduit. Le traitement nouveau n'a d'abord été appliqué dans toute sa rigueur que depuis le mois de juin. En outre, pour une raison ou pour une autre, quelques malades n'ont pas été soumis à ce traitement ; chez d'autres, les règles de thérapeutique n'ont pas été strictement observées. Enfin il en est, qui par inconduite, ou pour toute autre raison, se sont fait expulser de l'hôpital pendant le cours du traitement : nous ne pouvons garantir la guérison de tous ces malades. Nous ne répondons que de ceux dont nous rapportons les observations.

PREMIÈRE OBSERVATION.

MENTAGRE DES LÈVRES, DU MENTON, DES PARTIES LATÉRALES DE LA FACE ET DU CUIR CHEVELU.— INSUCCÈS DES REMÈDES EMPLOYÉS PENDANT DIX ANS.— GUÉRISON RAPIDE AU PAVILLON SAINT-MATHIEU. (*Observation recueillie par* M. TRASTOUR, *interne de l'hôpital Saint-Louis.*

Le nommé Blottiau (Étienne), mineur, âgé de 39 ans, entré à l'hôpital le 10 septembre 1852.

Les parents de cet homme sont morts tous deux. Le père, qui était phthisique, a eu huit enfants, dont six sont morts, plusieurs dans l'âge adulte.

Blottiau jouit habituellement d'une bonne santé; il est d'un tempérament sanguin, d'une constitution robuste, cheveux blonds, barbe rougeâtre; il n'a pas eu d'autre maladie que la gale (à 19 ans), qui lui a duré 15 jours et a été guérie à l'hôpital Saint-Louis. Pas de maladie syphilitique.

Mineur de 11 à 13 ans, puis de 21 jusqu'à présent, cet homme a toujours travaillé jusqu'en 1844 à l'extraction du charbon (mines d'Aniches et d'Azincourt (Nord). Ces mines sont très malsaines, très humides, mal aérées : c'est à cela que le malade attribue son affection. Elle a commencé il y a 10 ans, du moins elle s'est exaspérée à ce moment, car, dès 1834, c'est-à-dire depuis 18 ans, le malade avait des boutons dans les favoris qu'il ne soignait pas, parce u'il ne souffrait pas.

A cette époque, la maladie ayant envahi peu à peu toute a barbe, le malade réclama, pour la première fois, les soins du médecin des mines, M. Buisson, qui lui fit prendre des bains quotidiens, lui ordonna des pommades, la diète, des purgatifs. Ce traitement, qui dura quatre mois, ne donna aucun bon résultat.

Un remède empirique rendit la maladie plus violente; elle gagna les cheveux et le cuir chevelu, et fut bientôt une vaste plaie. Un autre remède empirique, appliqué sur cette plaie, l'améliora.

Le malade, pendant 10 ans, a fait tous les remèdes qu'on lui a indiqués ; de temps en temps il revenait à son premier médecin, qui lui fit prendre une solution arsénicale pendant un mois. Des purgatifs ont été administrés à plusieurs reprises, des pastilles soufrées pendant un mois, etc., etc.

Aucun traitement n'améliora le mal : ce qui fit le plus de bien, ce fut la litharge mêlée avec l'huile d'olive appliquée sur la partie malade.

Au commencement du printemps et l'été, il y a toujours eu une exacerbation de la maladie.

En désespoir de cause, M. Buisson eut recours aux caustiques, qu'il appliqua sur deux points des joues. Sur ces points la maladie est guérie, mais elle y est remplacée par deux cicatrices blanchâtres. Le malade s'étant décidé à venir à Paris réclamer les secours des médecins spéciaux, M. Buisson crut devoir l'avertir, au moment de son départ, qu'on ne le guérirait pas à Paris, ou que la maladie récidiverait bientôt après son retour.

Etat actuel. — La barbe est très fournie, les poils sont gros et roides, sans souplesse ; toute la surface qu'ils couvrent est d'un rouge foncé, très enflammée, épaissie, parsemée de pustules et de croûtes jaunâtres. Quand on arrache les poils, il s'écoule un peu de sang du follicule pileux ; les surfaces épilées se montrent très rouges, très inégales, parsemées de pustules, de croûtes et de petits tubercules. Le malade souffre beaucoup de cette petite opération. Dans certains points, la base du poil est entourée d'une pustule ; dans d'autres, les croûtes sont sèches, en petites masses concrètes ou en plaques plus ou moins larges, dans l'intervalle desquelles suinte un liquide ichoreux.

Quand, par un lavage journalier dans un bain d'amidon, les croûtes sont tombées, on voit de petites ulcérations creusées en godet, plus ou moins larges et irrégulières, autour de la base des poils.

L'application d'une pommade alcaline, faite sans mesure par le malade pour faciliter l'avulsion des poils, a déterminé une exacerbation du mal et a produit une nouvelle éruption pustuleuse. Son état était le même à son entrée, mais il y avait moins d'irritation.

Quand on a arraché les poils et lavé les surfaces malades épilées, avec le solutum de sublimé, dès le lendemain, la peau qui était rouge, gonflée, inégale, épaissie, pâlit, s'affaisse, se recouvre de petites furfures blanchâtres ; bientôt elle reprend un aspect tout à fait normal. Ces lotions sont continuées deux fois par jour pendant trois ou quatre jours.

1er *octobre*. — Le malade s'arrache maintenant la barbe lui-même ; l'épilation est très avancée, et, dans quelques jours, elle sera terminée. Au bout de deux jours, toutes les parties épilées et lavées avec la solution indiquée ont perdu leur rougeur et leur gonflement ; les pustules ont disparu.

Le 9 octobre, l'épilation est tout à fait terminée, le malade est guéri ; la peau a repris sa souplesse, perdu sa rougeur, son épaississement, sa turgescence inflammatoire ; quelques petites squames persistent encore, seulement sur les points épilés en dernier lieu.

Le 15 octobre, le malade sort en parfait état ; il s'est fait raser ces jours-ci quelques poils qui avaient échappé à l'avulsion, et il n'en est pas résulté d'irritation pour la peau.

On a guéri en même temps, et de la même manière, le malade de deux plaques mentagreuses, du cuir chevelu existant à la région temporale de chaque côté, et dont l'une n'avait pas moins de quatre centimètres de diamètre.

Nous ne ferons que peu de réflexions sur cette observation qui en mériterait de très longues, cependant, en raison de l'ancienneté du mal, de sa ténacité, de la résistance qu'il a offerte à tous les moyens dirigés contre lui par la science et par l'empirisme, de sa rapide guérison dans nos salles. M. Trastour a décrit trop brièvement l'état local; il a oublié d'indiquer le ptyalisme léger dont s'est plaint le malade, peu de jours après que l'on eût commencé les lotions de sublimé. Nous ferons remarquer aussi que la pommade alcaline employée dans le but d'ébranler les bulbes des poils est un mauvais moyen qui produit en général une augmentation d'irritation, surtout dans la mentagre, et qu'il ne faut jamais y recourir. L'huile de cade serait dans ce cas infiniment préférable; mais il vaut mieux se passer de tous ces agents pour recourir de suite à l'épilation, que le malade préfère d'ailleurs se pratiquer lui-même; ce qu'il fait en général très facilement et sans se plaindre de la douleur.

Le séjour dans les mines a-t-il été pour quelque chose dans la production de cette mentagre dermophytique?

M. Buisson, médecin des mines, était bien convaincu en laissant venir le malade à Paris, qu'on ne le guérirait pas. Son expérience sans doute lui avait appris que la plupart des mentagres était d'une curation extrêmement difficile, et, quant à celle de Blottiau qu'il soignait depuis si longtemps sans amélioration, il ne doutait nullement qu'elle ne fût incurable. Cette opinion sur la mentagre est celle d'un grand nombre de praticiens, qui tant de fois ont vu la récidive survenir chez des malades qui avaient fait un long séjour à l'hôpital Saint-Louis.

Nous avons reçu des nouvelles de Blottiau trois semaines après sa sortie de l'hôpital. A cette époque il n'y avait pas de récidive. Notre mentagreux nous faisait par écrit ses remercîments, et nous priait en même temps de lui envoyer notre *recette* pour le traitement des mentagres et des teignes.

DEUXIÈME OBSERVATION.

MENTAGRE DE LA LÈVRE SUPÉRIEURE, DATANT DE DEUX ANS. — GUÉRISON RAPIDE PAR L'ÉPILATION SUIVIE DE LOTIONS DE SUBLIMÉ ; — POMMADE AU TURBITH, — RÉCIDIVES PARTIELLES ; — GUÉRISON RAPIDE ET DÉFINITIVE PAR LES MÊMES MOYENS. (*Observation recueillie par* M. LAFARGUE, *interne de l'hôpital Saint-Louis*).

Le nommé X.., passementier, âgé de 37 ans, entré à l'hôpital le 28 avril 1852, occupant la chambre N° 20 du Pavillon Gabrielle.

A 6 ans le malade a contracté une gale dont il a guéri au bout de 9 jours, sans récidive. Dans sa famille personne n'a eu de maladies de peau. Jusqu'à 18 ans une sœur du malade a eu les lèvres un peu volumineuses, les ailes du nez grosses sans aucune autre affection. — Il y a deux ans pour la première fois un bouton se manifesta à la lèvre supérieure; il avait été précédé de quelques épistaxis peu abondantes. Le bouton disparut promptement, et fut remplacé par une croûte qui tomba au bout de 7 ou 8 jours. Quelques semaines après, de nouvelles pustules se manifestèrent, et bientôt apparut une éruption plus abondante sur la partie médiane de la lèvre supérieure. Le malade fut traité en ville par les bains sulfureux, les frictions avec l'huile de cade et la pommade à l'oxide de zinc. Ce traitement améliora son état; la guérison était presque complète; seulement la partie malade était restée rouge et indurée.

Six mois après, en décembre 1851, une nouvelle éruption pustuleuse plus abondante que par le passé se manifesta et détermina le malade à entrer à l'hôpital Saint-Louis, le 28 avril 1852.

Etat actuel. A la partie médiane de la lèvre supérieure, pustules nombreuses et croûtes jaunâtres ; les pustules sont traversées par un poil qui se détache avec facilité dès qu'on opère sur lui la moindre traction ; tout autour la peau est rouge et tendue. La rougeur se prolonge jusqu'aux narines. Le tissu cellulaire est induré ; mais il n'y a pas à proprement parler de tubercules cutanés.

Pendant un mois le malade prend des bains sulfureux, fait chaque jour sur la lèvre des lotions alcoolisées et des onctions avec la pommade au turbith, sans aucune amélioration.

Dans les premiers jours de juin, M. Bazin arrache quelques poils malades et les examine au microscope. Il constate la présence d'un champignon sur ces poils. Ce champignon est très développé sur quelques-uns d'entre eux ; il semble que l'origine du poil entre la racine et la capsule soit recouverte d'un treillage végétal. (Tubes de mycelium et spores.)

On commence l'épilation le 3 juin, — le malade sort de l'hôpital le 13, parfaitement guéri, — il revient à la consultation le 27 août, et nous apprend que, peu de jours après sa sortie de l'hôpital, il s'était livré à un travail fatigant consistant à secouer, au grand air, des ballots de laine, depuis longtemps enfermés ; que, pendant ce travail, il avait respiré et reçu sur la lèvre toute la poussière qui s'en échappait et que, dans la nuit même qui suivit, il eût à la lèvre une poussée éruptive de pustules mentagreuses, dont il se débarrassa promptement par l'épilation. Aujourd'hui les poils sont parfaitement repoussés ; il n'y a ni rougeur ni dureté de la peau. Les poils de la moustache ont une couleur franche qu'ils n'avaient point avant l'épilation.

Enfin nous avons encore revu notre malade dans le courant d'octobre : la guérison se maintenait; les moustaches étaient fort belles ; il n'y avait ni rougeurs ni pustules.

TROISIÈME OBSERVATION.

MENTAGRE.— CONGESTION CÉRÉBRALE, DÉLIRE ALCOOLIQUE, GUÉRISON. (*Observation recueillie par* M. LAFARGUE, *interne de l'hôpital Saint-Louis.*)

Le nommé Tétard, cultivateur, âgé de 50 ans, habitant la commune de Groslay, département de Seine-et-Oise, est entré, à l'hôpital Saint-Louis, le 29 mai 1852. Il est couché au N° 74 du pavillon St-Mathieu.

Le 30, cet homme se promenait dans la cour de l'hôpital ; il tombe sans connaissance. On le relève, on le fait marcher, mais ses jambes fléchissent sous lui ; sa bouche est déviée fortement à gauche. Quand il tire la langue, la pointe se porte du même côté. La sensibilité est intacte des deux côtés du corps. La main gauche ne presse pas aussi énergiquement que la droite, mais il y a peu de différence. Tétard est mis au lit. (Saignée de 500 grammes et diète.)

31 *mai.* — Les yeux du malade sont très brillants ; Tétard est très disposé à rire ; sa physionomie exprime une gaieté assez grande, et tout à fait en dehors de ses habitudes. Il cause beaucoup devant le monde, mais se tait quand il est seul. La bouche est moins déviée que hier. La nuit a été assez calme. — (0,05 centigr. de tartre stibié ; — 15 grammes de sulfate de soude dans trois tasses de bouillon aux herbes.)

1er *juin.* — Le malade ne peut rester tranquille, et se trouve dans un état de bien-être tout particulier ; il bavarde beaucoup, et raconte toutes ses émotions diverses avec des paroles très gaies. A 4 heures du soir : — agitation continuelle des mains et des bras; face rouge; yeux brillants; bavardage incessant. Le malade est chantre; il se croit dans l'église et s'imagine avoir été attaché à un pilier pour des paroles légères qu'il aurait dites dans le lieu Saint.

2 *juin.* — Les pupilles sont dilatées et ne se contractent plus. — Réponses assez nettes aux questions qu'on lui adresse; il reconnaît parfaitement les personnes qui l'entourent; mais il divague, se croit pris par les gendarmes, s'irrite, jure, remue bras et jambes. La bouche est légèrement déviée. — (Lavement avec 20 gouttes de laudanum.) — Le malade le rejette en partie. — Le délire augmente. — Cependant Tétard reconnaît toujours les personnes qui l'entourent. — (Julep avec 10 centigrammes d'extrait d'opium; vésicatoires aux mollets.)

3 *juin.* — Le délire a été furieux pendant la nuit, mais le malade est abattu ce matin; il délire toujours, quoique moins bruyamment; les vociférations sont moins fortes; la physionomie est animée; les yeux brillants; il agite sans cesse les mains et les bras, et déraisonne complétement. Ce qui l'occupe, c'est son église, ses chants, son curé. Il est d'une très grande gaieté dans tout ce qu'il dit. (On continue la potion opiacée.) A quatre heures, on ôte la camisole de force. Le malade bavarde encore et commence à s'apercevoir qu'il a du délire, lorsqu'on parle avec lui; mais bientôt son attention, attirée sur ce point, lui fait défaut; il a des hallucinations, et voit sa femme qui est auprès de son lit pour le soigner, puis il est transporté dans sa maison; — un mot le fait revenir à la réalité, mais elle ne tarde pas à fuir.

4 *juin.* — La nuit a été assez tranquille. Le malade a un souvenir confus de ce qui s'est passé. J'ai eu un grand transport, dit-il. Il me semblait qu'on me mettait des pavés sur la tête, et je ne savais pourquoi on me les mettait. — De temps à autre, il répète encore qu'on l'a chargé de pavés. Le soir il est plus calme, raisonne mieux.

5 *juin.* — On supprime la potion opiacée, — il ne reste plus que de la gaieté dans le regard. — Bouillon, potages.

Le malade était entré à l'hôpital Saint-Louis pour s'y faire traiter d'une mentagre; le délire est survenu d'une manière incidente. Il y avait quatorze mois que des boutons avaient paru sur la lèvre supérieure. Cet homme avait consulté plusieurs médecins et avait employé un très grand nombre de pommades; mais les croûtes se reproduisaient toujours plus nombreuses. Lorsqu'il entra à l'hôpital, tout le côté gauche de la lèvre supérieure, dans le voisinage du sillon médian, était occupé par une large croûte noirâtre que les poils de la moustache traversaient. Une légère traction suffisait pour faire tomber ces poils, et l'épilation n'occasionnait aucune douleur. Tout au tour de la surface croûteuse la peau était rouge, tendue, et cette rougeur se prolongeait jusque dans les narines. Le tissu cellulaire paraissait légèrement induré.

Le 9 juin on a commencé l'épilation et les lotions de sublimé; des cataplasmes de fécule de pommes de terre avaient été appliqués préalablement pour détacher les croûtes. Au bout de cinq à six jours, le malade était complétement guéri. — On a conseillé, pendant un certain temps, quelques frictions sur la lèvre avec une pommade au turbith minéral; (turbith, 2 grammes, — axonge, 30 grammes).

Le 18 juin, le malade sort parfaitement rétabli de son délire alcoolique et complétement guéri de sa mentagre.

Je regrette que M. Lafargue ne se soit pas plus longuement étendu sur la mentagre; c'était là surtout ce qui nous intéressait le plus dans cette observation.

L'usage habituel des boissons alcooliques a été, pour beaucoup sans doute, dans la production de cette mentagre, et nous sommes assez disposé à croire que la maladie a dû commencer par une inflammation simple des bulbes pileux. Le champignon est survenu consécutivement.

Nous aurions désiré plus de détails sur les antécédents du malade et une énumération exacte des nombreux agents qu'il avait employés avant de réclamer nos soins.

15 *novembre.* — Tétard vient nous rendre visite et nous montrer sa lèvre. —Les moustaches sont très belles; tout le côté gauche de la lèvre, qui était autrefois si malade, est aujourd'hui parfaitement guéri ; il n'y est rien revenu d'anormal. Au-dessous des ouvertures nasales, à la partie supérieure du sillon médian, quelques bulbes pileux sont hypertrophiés, rouges et couverts d'une petite croûte adhérente. Ajoutons de suite que Tétard est dans un état d'ivresse et que si, par une nouvelle épilation de quelques poils, nous espérons le guérir définitivement de sa mentagre, nous renonçons complétement à l'espérance de lui voir perdre ses habitudes de boire.

5 *décembre.* — Nouvelle visite de Tétard, qui est encore ivre, mais dont la lèvre est parfaitement belle, sans pustules, sans croûtes, sans induration des follicules pileux.

QUATRIÈME OBSERVATION.

MENTAGRE PUSTULEUSE, COMBATTUE SANS SUCCÈS PENDANT SIX ANS.

Le nommé Duval (Auguste), âgé de 25 ans, crayomètre en cuivre, n'a jamais fait de maladie sérieuse; il est doué d'une assez forte constitution,— brun, à cheveux noirs.

Duval fait remonter à six ans le mal dont il est atteint. A cette époque quelques boutons isolés se montrèrent sur les lèvres, les parties latérales de la face et la région sous-maxillaire ; — ces boutons, précédés d'un léger prurit, suppurèrent, se transformèrent en petites croûtes, qui bientôt se détachèrent sans laisser de cicatrices. Au bout de quelques mois, une nouvelle éruption se manifesta sur la lèvre supérieure ; les pustules étaient plus nombreuses, plus rapprochées, la douleur plus vive et les accidents se prolongèrent plus longtemps. Ils cédèrent cependant encore à l'usage de pommades, de tisanes amères et de purgatifs répétés. Il y a deux ans l'éruption pustuleuse gagna les favoris et la barbe ; des pustules nombreuses apparurent sur les lèvres, le menton et la partie supérieure du col. C'est à cette époque que le malade réclama les soins du docteur Selle. Des pommades de diverses natures, des purgatifs, les préparations sulfureuses furent, tour à tour et inutilement, mis en usage. L'éruption pustuleuse de la lèvre supérieure s'était accrue, le malade éprouvait, sur cette région, une tension douloureuse ; il y avait de la rougeur et de la dureté, et d'après les conseils du docteur Selle, le malade se décida à entrer à l'hôpital Saint-Louis ; il resta vingt-deux jours dans le service de M. Hardy, qui le mit à l'usage de la limonade sulfurique et lui fit faire des lotions avec une dissolution de sous-carbonate de soude. Sous l'influence de de ce traitement, l'état du malade s'améliora quelque peu ; mais trois jours à peine après sa sortie, une poussée pustuleuse nouvelle, et plus forte que toutes celles qui avaient précédé, eut lieu ; la douleur, la tension, la rougeur et l'induration cutanée accompagnèrent encore cette nouvelle poussée. Le malade revit M. Selle, qui nous l'adressa à l'hôpital Saint-Louis.

Duval fut reçu au Pavillon Saint-Mathieu, le 14 juillet 1852. Dès le lendemain on commença l'épilation sur toutes les parties malades. Des lotions avec le solutum de sublimé furent faites immédiatement après l'avulsion des poils A partir de ce moment, le malade alla de mieux en mieux, et le 30 du même mois, il quittait l'hôpital, parfaitement guéri de sa mentagre.

Nous avons revu ce malade le 26 septembre. Les poils étaient repoussés sur toutes les parties épilées ; la guérison s'était maintenue. Duval, quelques jours après sa sortie de l'hôpital, avait vu renaître quelques pustules, mais il s'était hâté d'en arrêter les progrès et de les guérir par l'extraction des poils.

CINQUIÈME OBSERVATION

MENTAGRE PUSTULEUSE DE CINQ ANS.— SÉJOUR DE QUATRE MOIS A L'HÔPITAL SAINT-LOUIS ; PAS D'AMÉLIORATION. — GUÉRISON RAPIDE PAR L'ÉPILATION.

Le nommé Marchand (Auguste), âgé de 31 ans, journalier, actuellement employé au chemin de fer du Nord (service de nuit), né à Montainville (Seine-et-Oise).

Doué d'une bonne constitution, cet homme n'a jamais été atteint de maladie grave. Dans son enfance, il a eu des convulsions, et, vers l'âge de 6 ou 7 ans, une *gourme* dont il a été promptement débarrassé. Il a été vacciné et n'a jamais eu de variole ni de varioloïde.

En 1847, un seul bouton apparut à la lèvre supérieure; il était accompagné d'une cuisson assez vive. Le malade l'arracha avec l'ongle. Deux mois après, la lèvre était couverte de pustules à sa partie moyenne. Il en résulta des croûtes avec un sentiment de gêne, de tension, de douleur même dans les parties affectées, Le malade réclama les soins du docteur Lesieur, médecin à Môle, qui lui fit appliquer des cataplasmes et des pommades sur la lèvre; il en éprouva peu de soulagement. Les pustules se propagèrent sur les deux côtés de la lèvre supérieure, sur l'ouverture des fosses nasales; une croûte brunâtre, fortement adhérente, couvrait toute la gouttière sous-nasale. Un remède empirique, qui aggrava le mal, fut employé pendant six semaines

Enfin, le 20 novembre 1850, Marchand entra à l'hôpital Saint-Louis (salle Henri IV), où il fut confié aux soins du docteur Bazin et traité par les moyens ordinaires : — tisanes amères, purgatifs, pastilles soufrées, lotions alcoolisées, pommade au turbith minéral. La mentagre s'amenda sous l'influence de ces moyens, mais elle ne guérit pas. M. Hardy, qui remplaça M. Bazin, à la salle Henri IV, en février 1851, donna aussi des soins à ce malade, qui, ne trouvant que peu de soulagement à son mal, demanda son exeat, et sortit de l'hôpital le 16 mars. Jusqu'au 5 novembre 1852, Marchand n'appliqua sur sa lèvre que du cérat simple. Pendant cet assez long intervalle de temps, le mal fit peu de progrès ; mais les parties primitivement malades l'étaient toujours au même degré, toujours couvertes de croûtes et de pustules ; la peau était rouge, tendue, douloureuse, tuméfiée surtout au pourtour des narines.

Le vendredi 5 novembre 1852, Marchand est admis au pavillon St-Mathieu. Le 6 et le 7, on fait l'épilation des moustaches sur les parties malades et on lotionne la lèvre avec le solutum de sublimé. — Deux pustules apparaissent le 8 sur les parties épilées ; on les pique avec une épingle pour en faire sortir le pus. — Le 9, la peau de la lèvre est détuméfiée. — Elle n'est plus douloureuse à la pression. Il n'y a ni rougeur ni tension. Le malade est guéri de sa mentagre.

Une guérison aussi prompte ne faisait pas le compte de Marchand, qui, par paresse, voulait prolonger son séjour à l'hôpital. Nous le fîmes sortir malgré lui ; mais il ne tarda pas à rentrer dans un autre service, avec quelques pustules artificiellement provoquées ou peut-être avec une récidive partielle de sa mentagre. Il y a quelques jours, Marchand est venu furtivement dans nos salles réclamer d'un de nos infirmiers l'extraction de quelques poils de sa moustache, désireux tout à la fois de guérir de sa mentagre et de vivre aux frais de l'administration.

SIXIÈME OBSERVATION.

SYCOSIS DU MENTON, GUÉRI RAPIDEMENT PAR L'ÉPILATION QUE LE MALADE SE PRATIQUE LUI-MÊME.

Le vendredi, 9 juillet 1852, M. Baulant, demeurant rue Caumartin, N° 10, s'est présenté à la consultation de M. Bazin, à l'hôpital Saint-Louis, afin de réclamer des moyens de guérison pour une mentagre qu'il portait depuis six ans sur toute la superficie du menton. Les poils furent extraits dans une certaine étendue, séance tenante, et il fut recommandé à M. Baulant de continuer l'épilation lui-même et de se lotionner les parties épilées avec un solutum de sublimé. (50 centigrammes de sublimé dissous dans suffisante quantité d'alcool pour 200 grammes d'eau distillée.)

Le vendredi, 16 juillet, M. Baulant se rendit de nouveau à Saint Louis, ayant parfaitement rempli les indications qu'on lui avait données, et complétement débarrassé de sa mentagre. Il faut ajouter qu'il avait, pendant six ans, suivi divers traitements sans succès. Il avait successivement reçu les soins de MM. Piedagnel, Henry (Cité Bergère), Tassy, rue de Hanovre, Gibert et Velpeau. (Note prise par M. Deffis) (1)

Nous avons revu M. Baulant le 1er décembre. Il n'y avait pas eu chez lui de récidive. Il se fait raser chaque jour, sans qu'il en résulte d'éruption à la peau.

(1) M. Deffis publiera prochainement, sur les parasites végétaux, un travail plein d'intérêt, dans lequel il rapportera des observations de mentagres invétérées, traitées sans succès, soit en France, soit à l'étranger pendant de longues années, et guéries à l'instant même par l'application du nouveau traitement.

SEPTIÈME OBSERVATION.

FAVUS URCÉOLAIRE DU CUIR CHEVELU ET DE LA FACE, DONT LE DÉBUT REMONTE A QUINZE ANS.— ALOPÉCIE. — GUÉRISON PAR L'APPLICATION DU NOUVEAU TRAITEMENT. (*Pavillon Saint-Mathieu*, no 87). (*Observation recueillie par* M. LAFARGUE, *interne de l'hôpital Saint-Louis*.)

Un jeune homme de la campagne, âgé de 18 ans, de petite taille, cheveux cendrés, peu épais, yeux roux, constitution scrofuleuse, est entré dans le service le 29 avril 1852. Ce jeune homme, natif du département de la Nièvre, est venu à Paris pour s'y faire traiter de la teigne. Il a encore son père et sa mère qui sont bien portants. Il a un frère et une sœur qui ont eu des croûtes à la tête pendant une quinzaine d'années, mais qui sont actuellement guéris. A l'exception de ces deux faits, il ne connaît personne dans sa famille qui soit atteint d'affection de la peau ou qui ait jamais eu des manifestations de la scrofule.

Quant à lui, il a un caractère très doux. Son intelligence est peu développée. L'affection qu'il porte semble le rendre honteux ; on dirait qu'il n'ose lever les yeux. D'après son dire, il aurait eu des glandes engorgées sur les régions latérales du cou pendant son enfance, mais ces engorgements glandulaires disparurent sans suppurer. A la face interne de la jambe gauche il porte une longue cicatrice qui paraît avoir succédé à une nécrose. Les premières atteintes de ce mal se manifestèrent vers l'âge de 12 ans. Deux ans après, un séquestre, ayant plus de 10 centimètres de longueur, sortit de la plaie qui s'était formée, et la cicatrisation n'est complète que depuis deux ans. A l'exception de ces maladies, il dit s'être toujours bien porté ; mais il y a une quinzaine 'années que des croûtes existent sur le cuir chevelu. Les cheveux, très épais dans l'enfance, se sont détachés peu à peu, et actuellement ils sont très rares.

Aujourd'hui 29 avril 1852, on constate l'état suivant : Le cuir chevelu est rouge dans toute son étendue, très sensible au moindre contact. Des favus en godets, disséminés sur sa surface, tranchent par leur coloration et par leur élévation sur le reste de la surface du crâne. Les cheveux sont peu épais, assez longs et très fins, décolorés ; ils résistent peu lorsqu'on les saisit entre les mors d'une pince, et se brisent très facilement ; du reste, ils ne sont pas plus épais sur une partie que sur une autre. La peau du crâne qui est rouge dans toute son étendue, ainsi que nous l'avons déjà dit, offre cependant une rougeur plus manifeste encore autour des productions pathologiques. Celles-ci offrent tous les caractères connus du porrigo favosa, c'est-à-dire qu'elles sont disséminées, isolées, élevées au-dessus du niveau de la peau, offrant à leur centre une dépression cupuliforme, à surface unie, et donnant issue à un poil qui, dans quelques-unes d'entre elles, a été arraché. Leur couleur est jaune serin, et les bords des godets, moins unis que le centre, offrent aussi une coloration plus pâle. Dans quelques points, au sommet de la tête en particulier, sur sa région latérale gauche, on voit un groupe de favus réunis, et ici les caractères désignés plus haut sont moins distincts. La tête n'exhale point d'odeur particulière, mais elle est le siége de démangeaisons par fois très vives. — Dans la rainure de l'hélix de l'oreille gauche existe un godet favique ; sur le lobule du nez, on en trouve encore un autre.

Toutes les fonctions s'accomplissent parfaitement bien, et des manifestations de la scrofule, il ne reste plus que la cicatrice qui existe à la jambe gauche.

7 *mai* 1852. — On fait tomber les croûtes par des applications de cataplasmes, des lotions et les bains dans lesquels on recommande au malade de plonger la tête à diverses reprises.

15 *mai.* — Première épilation générale. — Lotions avec le solutum de sublimé ; on continue ces lotions chaque jour pendant huit ou dix jours. — La rougeur du cuir chevelu tombe graduellement, — la tuméfaction diminue de jour en jour, — les démangeaisons cessent. — Le malade est mis, en outre, à l'usage de la tisane de houblon ; il prend chaque jour, 30 grammes de sirop d'iodure de fer et deux bains alcalins par semaine.

Les favus de l'oreille et du nez ont été détachés avec un stylet et ne se sont pas reproduits.

Le 25 *juin.* — Les cheveux commencent à repousser avec une coloration différente de celle qu'ils présentaient lors de l'entrée du malade à l'hôpital ; ils sont bruns et ont une couleur plus franche. Çà et là il existe des rougeurs circonscrites, avec démangeaisons. Une seconde épilation est pratiquée : on la fait suivre immédiatement d'une lotion d'eau de savon et d'une imbibition avec la dissolution d'acétate de cuivre. — Quelques pustules se montrent sur le cuir chevelu ; on donne issue au pus qu'elles contiennent en les piquant avec une épingle.

Le 1er *octobre.* — Le malade sort de l'hôpital dans l'état suivant : le cuir chevelu a presque complétement perdu sa rougeur morbide ; il n'existe plus de démangeaisons ; les cheveux repoussés sont bruns et forts beaux ; on en voit sur des parties qui étaient tout à fait chauves lors de l'entrée du malade à l'hôpital.

1er *décembre.* — Nous recevons des nouvelles de ce malade. Brice Dareau est en apprentissage près de Saulieu (département de la Côte-d'Or) ; il nous fait ses très sincères remercîments et nous apprend que sa tête est très propre, que le favus ne s'est pas reproduit.

HUITIÈME OBSERVATION.

FAVUS SCUTIFORME PARTIEL DU CUIR CHEVELU, EXISTANT DEPUIS DOUZE ANS. — TRAITÉ DEUX FOIS PAR LA MÉTHODE DES FRÈRES MAHON. — CONSTATATION DE LA GUÉRISON. — RÉCIDIVE CHAQUE FOIS AU BOUT D'UN MOIS — GUÉRISON RADICALE AU PAVILLON SAINT-MATHIEU, PAR L'APPLICATION DU NOUVEAU TRAITEMENT. (*Observation recueillie par* M. LAFARGUE).

Le nommé Grillion (Léon), âgé de 18 ans, tisserand, de petite taille, cheveux blonds, yeux bleus, imberbe, mais paraissant jouir actuellement d'une bonne constitution.

Né à Paris, conditions hygiéniques bonnes. Son père est mort à l'âge de 42 ans, à la suite de contusions violentes. Sa mère est morte à l'âge de 38 ans de tubercules pulmonaires.

Il a un frère et deux sœurs plus jeunes que lui. Il avait un autre frère qui était son aîné et qui est mort de la poitrine. Personne dans sa famille n'est porteur d'affection cutanée, d'ophtalmie ou d'engorgements glandulaires.

Il a contracté la teigne à l'école, il y a une douzaine d'années. Les frères Mahon l'ont traité, il y a six ans environ, et après deux années de traitement, il fut regardé comme guéri; mais le mal reparut un mois après : entré dans le service de M. Moissenet à une époque plus rapprochée de nous, il fut de nouveau soumis à la méthode des frères Mahon pendant cinq mois. Considéré de nouveau comme guéri, il sortit de l'hôpital, mais trois semaines après, le mal avait encore reparu. Des glandes se montrèrent sur les parties latérales du cou, et ce jeune homme rentra une seconde fois au Pavillon Saint-Mathieu, le 14 mai 1851. Il fut soumis aux soins de M. Bazin, qui lui fit suivre, pendant sept mois, un traitement antiscrofuleux, et fit appliquer sur sa tête des pommades de diverses natures, — celles d'iodure de plomb et de ciguë, de carbonate de potasse, d'oxyde de manganèse, etc. Dans les premiers jours de février 1852, l'engorgement des glandes cervicales ayant complétement disparu Grillion reçut son exeat et sortit de l'hôpital. Quinze jours s'étaient à peine écoulés qu'il se présenta de nouveau à la consultation de M. Bazin, demandant à entrer dans son service pour s'y faire soigner de sa tête, dont l'état n'avait été nullement amélioré par le séjour de sept mois qu'il avait fait précédemment à l'hôpital.

Le nouveau traitement a été commencé le 13 mars 1852. A cette époque, il existait au sommet de la tête et sur la partie latérale gauche du crâne, tout près de la ligne médiane, trois plaques, larges chacune comme une pièce de cinq francs. — Deux plaques de la même grandeur occupaient la région occipitale. Toutes ces parties malades étaient couvertes de croûtes jaunâtres, traversées par des cheveux rares et notablement altérés dans leur couleur.

L'épilation n'a été que partielle, circonscrite aux parties malades, trois fois répétée dans l'espace de quatre mois, et chaque fois suivie, pendant quatre à cinq jours, de lotions avec la dissolution de sublimé, puis ensuite d'onctions avec l'axonge. Le malade a pris en outre la tisane de houblon, le sirop d'iodure de fer et deux bains alcalins par semaine.

Vers la fin de juillet, Grillion était parfaitement guéri de son favus, et nous ne l'avons gardé dans nos salles que parcequ'il remplissait les fonctions d'un infirmier, habile surtout à épiler les teigneux.

Bien que la tête de Grillion n'ait pas été épilée en tota lité, et que dans ces favus partiels on ne soit jamais certain qu'au bout d'un temps plus ou moins long il ne reviendra pas sur les parties qui paraissaient saines des poussées faviques, jusqu'à ce jour la guérison de notre teigneux ne s'est pas démentie : les cheveux sont repoussés en grande partie sur les plaques antérieurement occupées par les croûtes faveuses. Il ne reste plus sur ces points qu'une dépression légère ; la peau y est plus blanche que sur les parties environnantes du cuir chevelu.

NEUVIÈME OBSERVATION.

FAVUS SCUTIFORME GÉNÉRAL DU CUIR CHEVELU, DATANT DE HUIT ANS.— TRAITÉ TROIS FOIS PAR LA MÉTHODE DES FRÈRES MAHON ET TROIS FOIS RÉCIDIVÉ; GUÉRI PAR DEUX ÉPILATIONS GÉNÉRALES, SUIVIES D'APPLICATION DU SOLUTUM DE SUBLIMÉ ET D'ACÉTATE DE CUIVRE. (*Pavillon Saint-Mathieu*, 83.— *Observation recueillie par* M. LAFARGUE).

Laslier (Edouard-Antoine), teinturier, né à Paris, âgé de 18 ans, entré le 26 janvier 1852.

Ce jeune homme, grand pour son âge, yeux bleus, cheveux châtin-foncé, imberbe, teint pâle, habitude extérieure assez maigre, né à Paris où il a toujours demeuré. Les conditions hygiéniques au milieu desquelles il a vécu ont toujours été bonnes, – alimentation suffisante et de bonne qualité, vêtements appropriés aux saisons, logement à un troisième étage dans une rue bien aérée.

Son père est mort à l'âge de 52 ans, après six mois de maladie. Sa mère a 51 ans, et jouit d'une parfaite santé. Il a cinq frères et une sœur. L'un de ses frères a été *noué* dans son enfance ; il est parfaitement bien portant aujourd'hui. Deux autres ont contracté la teigne à l'école ; tous les deux traités par les frères Mahon sont parfaitement guéris. Le malade n'a pas entendu dire que quelques personnes de sa famille soient ou aient été atteintes d'affections de la peau.

Quant à lui, il a eu des petites glandes engorgées au cou dans son enfance. Il n'en existe plus de trace aujourd'hui. A l'exception de la teigne que lui a donnée l'un de ses frères avec lequel il couchait, il n'a jamais été malade. — Vacciné.—

Voici déjà huit ans qu'il porte au cuir chevelu l'affection pour laquelle il est venu réclamer des soins. Cependant il n'en est point à son premier traitement, ainsi qu'on va le voir.

L'un des messieurs Mahon l'a traité à trois fois différentes. Entre chaque traitement il restait, deux à trois mois, bien portant et le mal reparaissait de nouveau. A l'âge de 15 ans il est entré à l'Enfant-Jésus : on l'épila pendant trois semaines ; puis il passa dans un autre service, et fut confié aux soins de M. Mahon ; on l'épilait ; une pommade et une poudre épilatoires étaient appliquées sur la tête. Au bout de dix mois il fut regardé comme guéri et reçut son *exeat*. Quatre à cinq mois après le mal avait reparu : il fut soigné au traitement externe de l'hôpital Saint-Louis et confié pour une troisième fois, aux soins de M. Mahon, qui dirigea contre la maladie les mêmes moyens qu'il avait employés autrefois. Au bout de sept à huit mois nouvelle disparition du mal ; mais quatre mois après il avait de nouveau reparu. Le malade fut alors admis à l'hôpital Saint-Louis ; il entra dans la salle Henri IV, qui était alors sous la direction de M. Bazin. Trois semaines après son entrée, M. Hardy prenait le service. Ce médecin fit faire sur la tête des applications de pommade au vert de gris ; mais le malade, après six semaines de ce traitement, demanda son *exeat*. Le 26 janvier 1852, il entra de nouveau à l'hôpital Saint-Louis dans le service de M. Bazin au pavillon St-Mathieu.

Toute la tête est couverte d'une éruption comme pityriasique, mais plus adhérente cependant que dans le pityriasis ordinaire du cuir chevelu. Les squames sont aussi plus épaisses et d'une couleur plus foncée que les écailles épidermiques simples. Çà et là on dirait une gomme appliquée sur le cuir chevelu et qui enduit les cheveux. Ceux-ci n'ont pas une couleur franche : ils sont d'un brun sale et beaucoup sont pâles et décolorés. L'affection squameuse occupe les 5/6es au moins du cuir chevelu; quelques points des régions temporales et la partie supérieure de la nuque sont seuls exempts de cette éruption. On abandonne le mal à lui-même jusqu'au 24 février 1852.

A cette époque le favus est manifeste. — Sur les régions indiquées une substance croûteuse, jaunâtre, comme plâtreuse, d'un ton mat, couvre entièrement la peau. A la circonférence de cette large plaque on remarque des portions formées par la même substance, mais sur un plan plus élevé et disposés en arcs de cercle. Les cheveux, quoique moins épais que sur les parties saines de la tête, sont néanmoins assez abondants; ils traversent les croûtes, et comme ils sont assez courts, ils présentent sur les surfaces malades une sorte de crinière inégale, peu fournie. Dans quelques endroits ils sont agglutinés en petits bouquets par la matière faveuse. L'éruption a acquis assez de développement pour laisser détacher des granulations plus ou moins volumineuses, éparses au milieu des cheveux. Le malade éprouve par fois de vives démangeaisons. Du reste, il n'y a aucune humidité sur le cuir chevelu. Quand le malade se découvre, la tête exhale une odeur particulière qu'on a comparée à tort à celle de l'urine de chat : elle est *sui generis*.

Le 24 et le 25 février on a fait prendre un bain au malade. L'immersion de la tête dansl'eau a provoqué la chute des croûtes que des applications de cataplasmes de farine de graine de lin ont achevée complétement.

Le 26, frictions sur le cuir chevelu avec la pommade alcaline. Le 27 au matin, après la friction avec cette pommade, on a commencé l'épilation. Les cheveux ont été arrachés facilement et sans que le malade eût témoigné la moindre souffrance. Après chaque épilation on a eu le soin d'imbiber les surfaces dégarnies avec une éponge trempée dans une solution de sublimé (5 grammes pour 500 grammes d'eau distillée.)

L'épilation générale de la tête suivie de lotions parasiticides pendant 10 à 12 jours, a fait tomber la rougeur et la tuméfaction du cuir chevelu. Les démangeaisons ont été calmées, et au bout d'un mois les cheveux commencèrent à repousser. Le cuir chevelu étant en bon état, on pouvait croire le malade complétement guéri : il n'en était rien. Six semaines s'étaient à peine écoulées depuis l'épilation, que déjà sur différents points des parties naguère couvertes de croûtes, un enduit de matière glutineuse, adhérente, se reproduisait à la base des poils : cette espèce de cambouis semblait coller les cheveux ensemble et au cuir chevelu. On attendit quelque temps, et bientôt de la matière favique se montra avec tous les caractères qui lui sont propres ; il ne pouvait y avoir le moindre doute sur l'existence d'une récidive. On fit une seconde épilation, immédiatement suivie, sur les parties épilées, d'une imbibition avec la dissolution d'acétate de cuivre (5 grammes pour 500 grammes d'eau distillée). Ces lotions furent continuées chaque jour pendant une quinzaine de jours, puis on recommanda au malade de se graisser la tête avec de l'axonge seulement. Sous l'influence de ce traitement on vit se dissiper graduellement les accidents locaux : rougeur et tuméfaction du cuir chevelu, prurit, hypersécrétion épidermique. Le cuir chevelu ne tarda pas à reprendre un aspect tout à fait normal, et lorsque le malade sortit de l'hôpital le 14 août, il n'offrait aucune trace de sa maladie, si ce n'est que les cheveux n'étaient pas entièrement repoussés.

Nous revîmes ce malade six semaines après sa sortie de l'hôpital. Les cheveux étaient déjà grands, ils avaient une couleur franche, d'un brun foncé qu'ils n'avaient pas encore présentée depuis le commencement de la maladie, malgré tous les traitements mis en usage. Il n'y avait ni rougeur, ni tuméfaction, ni démangeaisons au cuir chevelu, ni apparence d'une nouvelle production épidermique, signe avant-coureur d'une récidive du favus. La mère nous dit qu'elle n'avait jamais vu son enfant dans un aussi bon état, et réclama de nous un certificat de guérison radicale pour le faire entrer au service militaire, en remplacement de son frère aîné.

Une chose bien digne de remarque dans cette observation, c'est l'énergique activité de l'appareil pilifère. Les cheveux de ce jeune homme ont été arrachés douze ou quinze fois en totalité, et néanmoins nous lui avons trouvé encore, à notre dernière visite, une chevelure extrêmement fournie. C'est là sans doute ce qui explique pourquoi sa teigne a été si tenace, si difficile à guérir. C'est dans la sécrétion pileuse que le champignon puise les matériaux nécessaires à son développement.

On remarquera peut-être que le sujet de cette observation est resté dans nos salles, en traitement, pendant plus de cinq mois. Cela est vrai, mais il est un de ceux sur lesquels nous avons fait la première application de notre nouveau traitement. Nous n'avions pas, dans le principe, l'expérience que nous avons acquise plus tard. Nous manquions à cette époque des règles fixes que nous possédons aujourd'hui. Nous n'attendrions certainement plus la reproduction de la matière faveuse pour pratiquer une seconde épilation dans un cas de teigne aussi invétérée. Nous mettrions beaucoup plus de soin dans l'épilation, que nous appliquerions à toute la chevelure.

DIXIÈME OBSERVATION.

FAVUS SCUTIFORME PARTIEL ET PAR PLAQUES ISOLÉES DU CUIR CHEVELU.— PRÉDISPOSITION HÉRÉDITAIRE.— ANCIENNETÉ DE LA MALADIE QUI, SANS FAIRE BEAUCOUP DE PROGRÈS, MONTRE UNE TRÈS GRANDE TÉNACITÉ SUR LES POINTS PRIMITIVEMENT ENVAHIS. (*Observation recueillie par le docteur* LAFARGUE.)

Auvry, âgé de 14 ans, journalier, bien constitué, très fort et très développé pour son âge.— Cheveux noirs, yeux noirs: — intelligent et malin, est entré dans le service, le 19 janvier 1852. Le malade est né à Paris, où il a toujours demeuré; il couche dans une chambre située au cinquième étage. Son alimentation a été bonne ; il a toujours été bien vêtu. Sa mère est morte, il y a trois ans, en mettant au monde sa plus jeune sœur. Le choléra a emporté son père il y a deux ans. Ce jeune malade nous apprend que son père est mort ayant la teigne. Il a deux sœurs qui ont eu aussi mal à la tête, mais qui sont parfaitement guéries à l'heure qu'il est. Les pommades employées pour guérir leur mal se composaient d'axonge et d'huile fine; à l'intérieur on leur faisait prendre du sirop antiscorbutique et de la tisane de houblon. Quant à lui, il a la teigne depuis son enfance; mais, à l'exception de cette maladie, il ne se rappelle pas d'avoir été atteint d'aucune autre affection. En 1851 il s'adressa aux frères Mahon pour le traiter, mais l'inconstance de son caractère l'empêcha de suivre régulièrement les prescriptions, et pendant cinq mois il revint, à deux fois différentes, se confier à leurs soins.

Avant cette époque il s'était adressé aux sœurs Saint-Thomas, qui lui avaient donné des pommades, mais qu'il avait employées fort irrégulièrement. Depuis le 3 octobre

1851, jusqu'au 14 novembre, il est resté dans le service de M. Bazin, ne faisant d'autre traitement que des frictions sur la tête avec une pommade alcaline, et prenant alternativement des bains alcalins et sulfureux. Quand il rentra de nouveau dans le service, il présentait à la tête cinq plaques croûteuses presque toutes bien distinctes les unes des autres, siégeant au sommet, à la partie antérieure et postérieure du crâne ; elles avaient une forme arrondie, ovalaire, à bords relevés, entourés d'une auréole rouge formée par la peau enflammée, et offrant cette coloration jaune plâtre qui caractérise les productions faveuses. Toutes ces plaques avaient une étendue qui variait entre celle d'une pièce de 2 francs et celle d'une pièce de 5 francs. La plus large était située au niveau du tiers supérieur de la suture lambdoïde droite; elle était couverte de croûtes épaisses offrant l'aspect jaunâtre si caractéristique de la matière faveuse. Ces croûtes ne répandaient pas une odeur fétide. Les cheveux, sur les plaques, étaient d'un gris sale; partout ailleurs ils étaient noirs, épais, et ne se laissaient arracher qu'avec la plus grande difficulté.

Le 22 février, on a commencé le traitement. Les croûtes ont été détachées avec des cataplasmes. Pendant quatre à cinq jours des frictions étaient faites, matin et soir, avec la pommade alcaline, puis l'épilation a été pratiquée sur toutes les plaques malades et, chaque fois, suivie de l'application d'un solutum de sublimé. En raison de l'ancienneté du mal, de sa circonscription, du peu de soin avec le quel avait été pratiquée la première épilation, on a fait recommencer deux fois, à six semaines d'intervalle, cette opération sur toutes les plaques. — Le malade est sorti guéri le 25 juillet.

Nous avons revu Auvry le 25 novembre. Trois mois s'étaient écoulés depuis le dernier examen. Toutes les plaques qui, autrefois, avaient été le siége du mal, étaient parfaitement guéries. — Le cuir chevelu, si enfoncé sur ces plaques qu'on aurait pu croire qu'il avait été enlevé avec un emporte-pièce, n'offrait plus qu'une dépression, se confondant insensiblement avec le cuir chevelu. Partout les plaques, où le mal était si radicalement guéri, étaient couvertes de cheveux, très beaux, noirs et parfaitement semblables à ceux des autres parties de cuir chevelu. En arrière seulement, et en dehors de l'ancienne plaque, existaient deux croûtes jaunes, chacune de la largeur d'une pièce de 50 centimes, bien évidemment formées, l'une et l'autre, par une éruption de porrigo scutulata. Auvry nous dit que ces croûtes étaient survenues quinze jours après sa sortie de l'hôpital, et que depuis cette époque elles ne s'étaient pas accrues. Il nous avoua d'ailleurs qu'il avait négligé sa tête et ne l'avait graissée avec aucune pommade depuis deux mois.

Nous n'en considérons pas moins cette observation comme l'une des plus confirmatives de l'efficacité radicale de notre traitement, puisque sur les parties, autrefois si malades, il n'était absolument rien revenu.

ONZIÈME OBSERVATION.

FAVUS SCUTIFORME ET URCÉOLAIRE PARTIEL DU CUIR CHEVELU, DONT LE DÉBUT REMONTE AU-DELA DE SEPT ANNÉES.— CARIE DES OS DU PIED.— GUÉRISON PAR L'EMPLOI DU NOUVEAU TRAITEMENT. (*Observation recueillie par* M. LAFARGUE, *interne de l'hôpital Saint-Louis.*)

Le nommé Laurot, âgé **de** 16 ans, rue de la Petite Truanderie, **n° 16, né** à Marcueil, département de la Marne.

Ce jeune homme, âgé de 16 ans, cordonnier, de taille assez élevée pour son âge, — cheveux châtain-foncés ; yeux noirs, imberbe, peau blanche, fine et transparente, teint rose ; habitude extérieure assez robuste : est entré dans le service le 3 février 1852.

Natif du département de la Marne, ce malade est toujours resté dans ce département, où il était occupé par ses parents à travailler au bois.

Vers la fin de 1849, il est arrivé à Paris, où il a commencé à apprendre son état. Comme il appartenait à une famille pauvre, son alimentation n'a pas été toujours suffisante. Ses vêtements, aussi, n'ont pas toujours été appropriés à la saison dans laquelle il les portait. Néanmoins il dit avoir toujours habité des logements sains, même à Paris.

Sa mère n'est point mariée ; elle est brune, et quoique habituellement bien portante, elle a presque toujours mal aux yeux. Elle lui a raconté qu'elle avait eu à la tête un mal analogue au sien et qui a disparu vers sa dix-septième année.

Son grand-père avait été aussi atteint de la même affection, et elle aurait disparu dans son adolescence.

Le malade dont il s'agit a été vacciné. On lui a dit, et il se le rappelle lui-même, qu'à l'âge de 7 ans il avait été atteint d'une *enflure générale*. Deux ans après les mêmes accidents se sont reproduits et ont nécessité un séjour de deux mois au lit. Il est assez sujet à avoir des glandes au cou ; mais elles disparaissent en général assez rapidement. Aujourd'hui il n'y a pas la moindre tuméfaction dans les régions où des engorgements apparaissent chez les scrofuleux.

Dans l'intervalle qui sépara la première enflure de la seconde, il s'est manifesté une éruption au cuir chevelu. Les débuts du mal ne sauraient être bien caractérisés par le malade. Il raconte vaguement que sa mère, à l'aide de lotions pratiquées avec de l'huile sur les parties malades, en faisait tomber des croûtes qui renaissaient quinze jours après.

Il y a deux mois, à la suite d'une entorse de l'articulation tibio-tarsienne droite, il a été obligé de garder le lit pendant quinze jours. — Puis il a marché avec un bâton, et bientôt une tumeur s'est montrée derrière la malléole interne; elle s'est abcédée, a donné issue à une grande quantité de pus. La source n'est pas encore tarie aujourd'hui.

Les organes génitaux ont acquis peu de développement; il n'a pas encore de poils au pubis; le gland est recouvert entièrement par le prépuce; le pénis assez petit, le testicule gros comme l'extrémité de l'index.

Aujourd'hui 4 février 1852. — Les cheveux sont assez épais sur toute la partie antérieure du crâne, où il n'y a pas de plaques qui en soient dépourvues; mais dans la moitié postérieure, il n'en est pas de même. A partir d'une ligne qui correspond à peu près au niveau de la ligne demi-circulaire inférieure de l'occipital, ils sont assez clairsemés, et dans cette région, sur la ligne médiane, ils sont assez épais pour former comme une espèce de crinière qui sépare des surfaces où ils sont moins abondants.

Sur les parties où le système pileux offre moins d'épaisseur, le cuir chevelu est rouge, surtout à droite. De ce côté il y a à peine quelques croûtes jaunâtres, peu adhérentes et situées sur les bords de la surface. A gauche la peau est rouge également, mais les croûtes sont plus nombreuses, plus épaisses, plus adhérentes. Il y a aussi des surfaces rouges, saignantes, qui ont été le siége de croûtes semblables aux autres, et qui sont tombées dans le bain. Parmi ces croûtes tombées, il y en avait quelques-unes qui offraient à leur centre une dépression alvéolaire très caractérisée. Les surfaces malades sont humides, et parfois le malade y éprouve des démangeaisons excessivement vives.

Les fonctions digestives s'accomplissent régulièrement. Il n'y a rien à noter du côté de la respiration ou de la circulation. Au talon droit, de chaque côté du tendon d'Achille, près de son insertion, existent deux ulcères à bords fongueux, donnant issue à un peu de sérosité : ce sont deux ouvertures fistuleuses entretenues par une carie des os du pied.

Traitement. — Tisane de houblon édulcorée avec le sirop antiscorbutique, huile de morue 30 grammes par jour. On augmente graduellement sa quantité jusqu'à 120 grammes, et à diverses reprises on en suspend l'emploi, soit à cause du dégoût qu'elle inspire, ou de la diarrhée que le malade éprouve par suite de son usage. On la remplace de temps en temps par le sirop d'iodure de fer; bains sulfureux. (2 par semaine.)

Le favus est traité par la méthode de M. Bazin : le malade est épilé et lavé avec le solutum de sublimé. Sur quelques parties une épilation a suffi, le favus ne s'y est pas reproduit; sur d'autres points, il a été nécessaire de pratiquer deux et même trois épilations successives. Chacune de ces épilations était constamment suivie d'une prompte amélioration dans l'état des parties malades ; le cuir chevelu se détuméfiait, la rougeur et les démangeaisons disparaissaient dans l'espace de quelques jours. Ce qui a prolongé la durée du traitement, c'est l'apparition secondaire et tardive, sur divers points de la circonférence des parties malades, sur des points du cuir chevelu, qui paraissaient sains et qu'on n'avait point épilés, de petites plaques rouges, circonscrites, avec tuméfaction de la peau, signes précurseurs de poussées faveuses.

15 *juillet.* — La tête du malade est fort bien, les cheveux sont repoussés, la peau est nette; mais il y a quelques places où les poils sont clair-semés. Il reste à l'hôpital pour la carie du calcaneum.

1er *octobre.* — Le malade sort parfaitement guéri depuis longtemps de son favus. Le cuir chevelu est blanc sur les places où les cheveux ont été détruits par les progrès du mal; il n'y a aucune trace de rougeur morbide; les ouvertures fistuleuses sont rétrécies, et il ne s'en échappe que de temps à autre quelques gouttelettes de pus séro-sanguinolent; le malade marche et court très bien.

1er *décembre.* — Nous avons eu des nouvelles de Laurot: aucune éruption ne s'était reproduite sur sa tête; la guérison était parfaite.

DOUZIÈME OBSERVATION.

FAVUS SCUTIFORME PARTIEL DU CUIR CHEVELU, RÉCENT, DÉVELOPPÉ SEULEMENT DEPUIS SIX MOIS.— GUÉRISON APRÈS DEUX ÉPILATIONS DES PARTIES MALADES. (*Observation recueillie par* M. LAFARGUE.)

Un enfant, âgé de 13 ans, bijoutier, assez grêle, cheveux châtain-clairs, yeux bleus, teint pâle, est entré à l'hôpital le 12 mars 1852.

Cet enfant est depuis six mois à Paris; il est employé comme apprenti chez un bijoutier de la rue Grenier-Saint-Lazare. Avant son arrivée à Paris, il était occupé par ses parents qui habitent Fontainebleau, dans une fabrique de tuiles. Il paraît avoir été toujours dans de bonnes conditions hygiéniques.

Son père a 44 ans et se porte bien; sa mère en a 42 et jouit également d'nne bonne santé. Sur quatre frères, il est le seul qui soit atteint d'une maladie du cuir chevelu. Cependant sa plus jeune sœur a eu pendant un temps du mal à la tête, qui est parfaitement guéri. Il n'a point entendu dire qu'il y eût dans sa famille quelques personnes atteintes de maladies de peau, de tumeurs glandulaires, d'ophthalmie.

A l'âge de 7 ans il a eu la variole, qui le retint un mois au lit, et qui n'a point laissé de traces de son passage.

Quelques jours avant son départ pour Paris, il raconte qu'il avait mal à la tête, sans pouvoir en assigner l'origine. Ce mal a persisté jusqu'à ce jour, et c'est son patron qui l'amene à l'hôpital.

Aujourd'hui 13 *mars* 1852. — Deux larges plaques en forme de croissant et couvertes de croûtes, se réunissant par une de leurs extrémités, siégent l'une, sur la partie antérieure et un peu à gauche de la ligne médiane du crâne, l'autre, qui a surtout cette forme en croissant, sur tout le sommet de la tête et même l'occiput; les cheveux sont assez épais au milieu de cette production qui n'exhale point d'odeur particulière, et ne cause aucune démangeaison au malade. A l'heure où je l'examine, on a fait prendre un bain au malade; une partie des croûtes sont tombées, et il y a entre celles qui restent des érosions rouges du cuir chevelu, légèrement saignantes. Quant aux croûtes qu'on voit encore sur les parties malades, elles sont jaunes, plâtreuses, très adhérentes et traversées par des cheveux qui sont ou agglutinés, ou libres, et forment au-dessus de la surface malade une sorte de crinière. Autour de ces croûtes, la peau offre de la rougeur: on dirait un cercle eczémateux, et cette disposition ferait croire que l'assurance avec laquelle le malade dit ne point éprouver de démangeaisons n'est pas très certaine, cette surface rouge, du reste, offre peu d'étendue, et le cuir chevelu est sain partout à l'entour. Deux ganglions, situés au niveau de l'insertion occipitale des splenius, forment de chaque côté de la ligne médiane deux tumeurs très remarquables, grosses comme une petite noix, assez dures, indolentes. Toutes les fonctions d'ailleurs chez cet enfant s'accomplissent normalement.

12 *avril*. — La tête est rasée et le malade a commencé aujourd'hui le traitement de M. Bazin. Toutes les croûtes ont été détachées au moyen de cataplasmes et de lotions; — bain simple.

On frictionne pendant quatre jours les parties malades avec la pommade alcaline.

16 *avril*. — On commence l'épilation par la plaque anté-

rieure. Cette épilation est faite avec beaucoup de soins par un médecin de la ville qui vient assez habituellement à la visite de M. Bazin. Les parties épilées sont lavées avec l'eau de savon, et l'on fait l'imbibition avec la solution de sublimé. Les jours suivants, la tuméfaction du cuir chevelu est sensiblement diminuée ; la rougeur est beaucoup moins vive. De petites squames épidermiques couvrent la partie malade.

La seconde plaque située à la partie supérieure et postérieure de la tête n'est épilée que beaucoup plus tard, dans le courant du mois de mai. C'est une personne, encore peu exercée au travail de l'épilation, qui s'est chargée de dégarnir cette partie du cuir chevelu. L'épilation a été imparfaite. Aussi, dans le courant de juin, voyons-nous se reproduire sur cette plaque quelques croûtes faveuses. — La rougeur, la tuméfaction du cuir chevelu et la sécrétion épidermique n'avaient pas disparu aussi promptement ni aussi complétement sur cette plaque que sur l'autre.

10 *juin.* — Une seconde épilation est pratiquée sur toutes les parties malades, et immédiatement suivie de l'application du liquide parasiticide. On continue pendant 5 à 6 jours les lotions de sublimé, — une fois par jour, — et l'on graisse ensuite la tête avec le saindoux seulement.

Le 27 *août*, le malade sort de l'hôpital. Les cheveux commencent à repousser sur les parties épilées ; il y a encore de la rougeur, mais cette rougeur disparaît de jour en jour. Il n'y a aucune espèce de croûtes ; la tête est en fort bon état. On engage le malade à revenir de huit jours en huit jours montrer sa tête.

Cet enfant, docile et parfaitement élevé, a rempli la promesse qu'il avait faite de revenir de temps à autre à l'hôpital. La guérison ne s'est pas démentie, et, au bout de deux mois, le 27 octobre, les cheveux étaient repoussés. La rougeur existait à peine ; la tête était parfaitement propre.

7 *décembre.* — Toute trace de rougeur morbide a dis-

paru; les cheveux sont repoussés; ils sont clairs, francs et tout aussi nombreux sur les parties qui ont été le siége du mal que partout ailleurs.

TREIZIÈME OBSERVATION.

FAVUS SCUTIFORME DE TOUT LE CUIR CHEVELU.— COMPLICATION D'UN ÉTAT FONGUEUX, HÉMORRHAGIQUE DES BULBES PILEUX.— GUÉRISON PAR LE NOUVEAU TRAITEMENT. (*Observation recueillie par le docteur* LAFARGUE).

Lacour (Alexandre), âgé de neuf ans, yeux noirs, cheveux noirs, teint bronzé, d'une constitution robuste, intelligent, est entré à l'hôpital le 24 mai 1852.

Cet enfant est né à Paris, mais il a été élevé à la campagne qu'il a habitée jusqu'à l'âge de cinq ans. Il paraît avoir vécu au milieu de conditions hygiéniques excellentes. En nourrice il avait, lui a-t-on dit, des gourmes à la tête.

En 1848, il partit pour Alger avec ses parents, le cuir chevelu encore couvert de croûtes. Au mois de juillet, il entra à l'hôpital d'Alger pour se faire traiter. On fit sur les parties malades des applications de collodion, mais au bout d'un mois le mal avait empiré : la tête était couverte de croûtes qui se détachaient difficilement. Ses parents le retirèrent de l'hôpital et le mirent dans une ferme aux environs d'Alger; là on ne lui donna que des soins de propreté; sa famille est rentrée en France il y a un mois.

Aujourd'hui 14 mai 1852, la tête est couverte de croûtes jaune-brun, sous lesquelles suinte un liquide peu abondant; elle exhale une odeur fétide, *sui generis*; la couleu des croûtes tient évidemment à un mélange de matière faveuse et de sang exhalé des bulbes. Sur certains points, les produits faviques ont leur aspect ordinaire pour la couleur et la disposition des croûtes; sur d'autres, il existe de véritables pustules; les cheveux sont épais, collés ensemble et de couleur gris souris sur des surfaces très étendues, couleur qui tranche auprès de la coloration brune et vraie des cheveux restés sains. Les ganglions occipitaux et cervicaux postérieurs sont engorgés.

A la face se trouvent quelques plaques rougeâtres sur la surface desquelles s'élève dans certains points une croûte épaisse qui paraît avoir succédé à une pustule; tout le corps est couvert de plaques épidermiques furfuracées.

15 *mai* 1852, bains, cataplasmes et lotions.

Le 16 *mai*, les croûtes sont tombées; le cuir chevelu présente une surface vivement enflammée et saignante au moindre contact; les cheveux se détachent facilement, mais leur avulsion est immédiatement suivie d'un suintement sanguinolent, abondant, qui remplit les cavités folliculaires. On craint qu'il n'en résulte une oblitération des follicules pileux, et l'on suspend l'épilation; celle-ci n'est reprise que dans les premiers jours de juin.

Le traitement chez ce petit malade n'a pu être régulièrement suivi: on a attendu deux mois, le temps nécessaire pour que les cheveux soient parfaitement repoussés sur la partie antérieure de la tête, où l'épilation avait été pratiquée tout d'abord; puis les régions temporales ont été épilées deux fois, à trois semaines de distance, et chaque fois lotionnées avec la brosse imbibée du solutum de sublimé; enfin la région occipitale a été dégarnie la dernière.

Lacour est aujourd'hui parfaitement guéri: les cheveux sont très beaux, bruns, d'une couleur franche; il n'existe sur le cuir chevelu ni rougeur ni squammes.

QUATORZIÈME OBSERVATION.

FAVUS SCUTIFORME ET URCÉOLAIRE DU CUIR CHEVELU, DÉVELOPPÉ PEU DE TEMPS APRÈS LA NAISSANCE. — GUÉRISON PAR L'APPLICATION DU NOUVEAU TRAITEMENT.

Alexandre Kin, dix ans, de Signé, près de La Ferté-sous-Jouarre, envoyé par le docteur Gratiot. – Le père est bien portant, la mère est morte du choléra, il y trois ans; il a un frère de quatorze ans, qui est sain ; lui-même est bien portant, intelligent et affectueux; il pleure beaucoup en parlant de sa mère ; sait lire et écrire; a toujours eu mal à la tête. Plusieurs enfants du voisinage ont également mal à la tête. — Le pays est dans un fond. Aucune trace de scrofule; deux petites glandes derrière les oreilles.

Le favus occupe les deux cinquièmes antérieurs de la voûte crânienne ; il est disposé par plaques arrondies de grandeur inégale; deux ou trois plaques assez larges se remarquent sur la région occipitale. Les régions temporales sont respectées. Les croûtes sont généralement d'un jaune pâle, et çà et là d'un gris sale; elles sont traversées par des cheveux rares, de *couleur fauve*, plus fins, plus secs, *dressés*; les autres cheveux sont châtains et plats, couchés. Sur quelques points, on remarque de petits godets jaune-serin, bien caractérisés ; çà et là existent des plaques de calvitie; il s'exhale des parties malades une odeur *sui generis*; il y a des poux, mais dans les parties saines seulement; démangeaisons.

Le traitement est commencé le 31 mai; on donne un bain au malade, on fait tomber les croûtes, et on commence l'épilation.

Au bout de quelques jours on remarque à la surface des parties malades une éruption acnéïque, qui tient bien évidemment à l'action des lotions avec le solutum de sublimé; quelques pustules apparaissent sur des parties rouges et tuméfiées, on les pique avec une épingle.

L'épilation primitive a été générale, étendue à tout le cuir chevelu. Les épilations secondaires ont été partielles et bornées aux parties malades.

L'enfant a pris pendant tout le cours du traitement des bains alcalins, du sirop d'iodure de fer et de la tisane de houblon.

Depuis deux mois, le jeune Kin est radicalement guéri ; il va incessamment retourner dans son pays.

Ce qui a prolongé le traitement chez ce petit malade, ça été l'apparition de nouveaux cheveux sur des parties depuis longtemps atteintes de calvitie. Dans l'incertitude de savoir si cette nouvelle production de cheveux ne serait pas accompagnée d'une poussée favique, on a fait arracher les cheveux au fur et à mesure qu'ils se reproduisaient et lotionner les parties épilées avec le solutum parasiticide.

QUINZIÈME OBSERVATION.

FAVUS URCÉOLAIRE, COMBATTU SANS SUCCÈS PAR DES MOYENS DIVERS. — DIATHÈSE TUBERCULEUSE. — MORT. — AUTOPSIE CADAVÉRIQUE. (*Observation recueillie par* M. MAGNAN ; *interne du pavillon Saint-Mathieu en 1851.*)

Bouvet (Prosper), dix-huit ans, journalier, né à Franchos (Eure-et-Loir), est entré dans le service le 28 février 1851. Sa mère est morte il y a fort longtemps : Il ignore de quelle maladie ; il a encore son père et un frère, tous deux bien portants. Quant à lui, sa santé a toujours été bonne jusqu'à l'âge de douze ans. A cette époque il s'est développé sur sa tête des boutons qui se sont élargis, et ont fini par prendre l'aspect de godets comme ceux qui existent aujourd'hui. Il n'a suivi aucun traitement jusqu'à l'âge de seize ans, et, pendant cette période, il a vécu dans son pays, continuant à travailler, mangeant et dormant bien, et ayant conservé ses forces.

Il est venu à Paris, vers la fin de 1849, et est entré à l'hôpital Saint-Louis dans le service de M. Cazenave, qui l'a gardé pendant quatorze mois. Le traitement que ce médecin lui a fait suivre consistait en tisane de chicorée sauvage, cataplasmes de fécule, bains alcalins tous les deux jours, et à l'intérieur de l'huile de foie de morue qu'il n'a pu supporter que pendant une semaine. Depuis lors il a maigri et beaucoup perdu de ses forces. M. Cazenave l'a renvoyé dans les derniers jours de janvier; il ne restait plus, assure-t-il, aucune croûte sur la tête; un mois après elles ont reparu.

Etat actuel (4 mars). — Au sommet de la tête on trouve des godets au nombre de quarante à cinquante, d'une couleur jaune serin fort remarquable. Les uns sont isolés, les autres groupés par sept ou huit; ces derniers moins régulièrement arrondis que les autres; les plus gros ont la largeur d'une lentille au moins ; les plus petits celle d'une tête d'épingle. Tous sont constitués par des croûtes saillantes au-dessus du niveau de la peau ; presque toutes laissent passer un ou plusieurs cheveux à travers leur épaisseur; çà et là on rencontre quelques croûtes sanguines. En avant et en arrière on rencontre la même matière concrète, mais agglutinée aux cheveux, surtout en arrière; en avant elle est plus disséminée, moins épaisse, moins jaune et sous forme de poussière. Cette éruption est le siége d'un prurit beaucoup plus intense la nuit que le jour. La tête exhale une odeur forte, très nauséabonde; les cheveux apparaissent rares et par touffes isolées; dans leur intervalle, la peau est rosée et luisante. En arrière, les cheveux sont encore assez abondants; mais en avant, on n'en rencontre que très peu. Actuellement il n'y a aucune suppuration, aucune humidité.

Etat général.— On ne constate rien du côté de la poitrine. L'appétit est moindre depuis son séjour à Paris. Les forces sont diminuées.

Traitement.— (10 mars) Cataplasmes sur la tête de sulfhydrate de chaux.— (12 mars) Sous l'influence de ce moyen, les cheveux sont détruits, les godets ont disparu.— On fait des lotions sur les parties malades avec la teinture d'iode.

14 *mars.*— continuation des lotions iodées.— La tête se nettoie, les godets restants sont déprimés, effacés.

17 *mars.*— On continue tous les deux jours à badigeonner la tête avec la solution iodée et on applique des cataplasmes pour faire tomber les croûtes.

23 *mars.*—Les applications d'iode ont déterminé une rougeur érysipélateuse sur le cuir chevelu. On les suspend aujourd'hui.— Poudre d'amidon.

24 *mars.*— On applique de nouveau la teinture d'iode, tous les deux jours.

7 *avril.*— L'amélioration continue. Les croûtes faveuses sont plus superficielles, plus minces et disséminées. Le cuir chevelu est moins rouge ; il semble qu'il s'habitue au contact de l'iode. Le malade prend aussi depuis quinze jours du sirop d'iodure de fer à la dose de 30 grammes par jour.

8 *avril.*— On cesse aujourd'hui tout traitement.

24 *avril.*— Il reste des pellicules. On applique de nouveau de l'iode tous les trois jours.

9 *mai.*— Apparition d'un godet très petit, mais bien caractérisé : çà et là points blanchâtres indiquant une nouvelle poussée.

24 *août.*— L'emploi de l'iode a été continué pendant longtemps, et la tête paraissait débarrassée ; mais depuis trois semaines environ que les frictions sont supprimées, les godets n'ont pas cessé de se développer. Aujourd'hui ils sont très beaux, très nombreux, ont la forme et la colora-

tion jaune de ceux que portait le malade à son entrée, mais plus larges.

25 *août.* — Alcoolature de renoncule 0, 30 centigrammes. On continue ce traitement pendant quelque temps en augmentant graduellement les doses de ce médicament.

3 *octobre.*— Les godets ont repoussé et sont aujourd'hui plus beaux que jamais, on prescrit un traitement nouveau.

Les godets, ayant été préalablement balayés par un cataplasme, on prescrit la décoction et la pommade de suie. On lave la tête avec la décoction et on applique ensuite la pommade.

22 *novembre.*— On suspend la pommade à la suie qui a nettoyé la tête, et l'on ne fait aucune application afin de voir si les godets ne reparaîtront plus.

8 *décembre.*— Les godets reparaissent de plus bel. On prescrit la pommade épilatoire avec la chaux et le sulfure d'arsénic.

21 *janvier.*— On a enlevé deux godets siégeant au sommet de la tête. Une dépression existait à la peau, à la place qu'ils occupaient, et sa surface était rouge.

22 *janvier.*— La dépression n'existe plus, mais la coloration rouge persiste.

26 *janvier.*— Le malade ne prend que de la tisane de houblon. Il a eu des vomissements assez abondants. On administre une eau gazeuse.— Il a des sueurs la nuit, dort peu, tousse ; son expectoration ne présente rien de particulier à noter. La pression sous les clavicules est très douloureuse, surtout à gauche; résistance aux doigts et moins de sonorité à la percussion dans la région sous-claviculaire gauche ; à l'auscultation on perçoit une respiration rude des deux côtés, mais plus prononcée à gauche qu'à droite;—expiration prolongée très marquée à gauche.—Le malade n'a plus de vomissements, mais il a fréquemment des nausées. Il n'a pas d'appétit et est atteint d'une diarrhée que rien ne peut ar-

rêter. Il est pâle, maigre ; ses forces diminuent. Il ne se lève presque jamais.

27 *janvier*.— Le malade a toujours de la diarrhée, mais elle est moins forte.— L'appétit se fait un peu sentir. Le malade demande des aliments.

29 *janvier*.— Le malade se trouvait bien ce matin, il n'avait pas eu de selle depuis hier à midi. Il a demandé et mangé une portion.— Trois garde-robes dans la journée. A midi frisson violent. La peau est sèche, brûlante, Le pouls à 90, petit et faible ;—point de nausées, point de céphalalgie.— (Eau de gomme sucrée, — diascordium 2 grammes matin et soir, — diète.)

31 *janvier*. — Vomissements de matière verte, porracée (fragments de glace , diète absolue).

6 *février*. — On remarque qu'un des godets arrachés le 31 janvier reparaît, et qu'il y a déjà quelques jours qu'il a dû commnecer à se développer ; un cheveu traverse son centre.

14 *février*. — L'état du malade va chaque jour en empirant; vomissements, diarrhée, douleurs vives au dessous des clavicules ; pouls vite et petit , peau brûlante, tristesse, abattement. Muguet sur la pointe et les parties latérales de la langue.

Jusqu'au 21 février, jour de sa mort, ce malade a conservé l'intégrité de ses facultés intellectuelles. On a remarqué, sous les croûtes faveuses, un suintement sanguinolent, assez abondant même pour que l'on fût obligé de le changer de bonnet deux fois par jour.

Autopsie. — *Thorax*, hépatisation du lobe inférieur du poumon gauche. Tubercules infiltrés au sommet des poumons, mais surtout à gauche. — *Abdomen* : adhérence de tous les viscères entre eux et des deux feuillets du péritoine. — Tubercules à la surface de tous les organes (péritonite tuberculeuse). Ganglions mésentériques hypertrophiés, rouges, infiltrés de matière tuberculeuse. — Foie gras. — Injection de la muqueuse stomacale. — *Crâne* : les téguments crâniens détachés offrent à la surface profonde des taches rougeâtres qui correspondent aux croûtes alvéolaires ; l'infiltration sanguine a même pénétré dans certains points jusqu'au périoste. — Le cuir chevelu sous-jacent aux croûtes est excessivement aminci.

Je n'ai rapporté cette observation que pour montrer combien, avant l'application de mon nouveau traitement, je flottais incertain, sans guide, sans règle, et combien toute thérapeutique est impuissante en dehors de l'épilation. Le favus se jouait bien aussi de mes efforts à cette époque, et quand je le croyais guéri, il réapparaissait plus brillant et plus vivace que jamais.

SEIZIÈME OBSERVATION.

FAVUS SQUARREUX.--INOCULATION DE LA TEIGNE SUR UNE PLAQUE D'HERPÈS, SUIVIE DE L'APPARITION D'UN GODET FAVIQUE. (*Observation recueillie par* M. LAFARGUE, *interne de l'hôpital Saint-Louis*).

Un enfant de douze ans, assez grand pour son âge, cheveux châtain-clair, yeux bleus, teint rosé, habitude extérieure assez forte, est entré dans le service le 23 décembre 1851.

Cet enfant est né à Paris, où il a toujours démeuré. Sa mère, qui est très bien portante habituellement, sauf un catarrhe dont elle est atteinte depuis quelques années, a été abandonnée par son mari depuis fort longtemps, et notre malade n'a jamais connu son père. Pour des raisons particulières, il est entré dans une maison de correction pendant trois ans. Il a une sœur âgée de dix-huit ans qui jouit d'une bonne santé et n'a jamais porté d'affections au cuir chevelu ou sur la peau. Dans son enfance, il dit avoir souffert de la faim, mais il a toujours été bien vêtu. Il habitait au cinquième dans une chambre petite, et où les murs laissaient suinter l'eau. Il dit aussi avoir été *noué* et avoir marché avec des béquilles pendant quatre ou cinq ans. Il y a cinq ans, il a eu une *inflammation d'intestins* qui l'a rendu malade pendant un an.

A une époque moins avancée de sa vie, et qu'il ne saurait préciser, il a eu des glandes engorgées au cou ; elles ont disparu sans suppurer; il a été vacciné étant tout enfant; *gourmes* à la tête qui ont été mal soignées ; elles ont disparu, cependant, et il n'est plus resté sur le cuir chevelu que de *petites peaux* qui s'en détachaient en abondance. Rentré à la maison de correction, il y a trois ans, une plaque rouge se manifesta au sommet de la tête; des croûtes s'y formèrent. On rasa le cuir chevelu ; on fit faire des frictions avec la pommade au vert de gris, avec l'onguent mercuriel jusqu'à déterminer la salivation. Le traitement fut poursuivi, pendant six mois, par M. Vée, médecin de la maison. Les croûtes tombaient et se reformaient de nouveau. Sorti des Madelonnettes, le malade resta cinq jours chez lui et entra à l'hôpital Saint-Louis.

Aujourd'hui 11 *février* 1852.— Tout le sommet de la tête, la partie antérieure du crâne, et aussi les parties latérales sont couvertes de croûtes épaisses, disposées sur le cuir chevelu comme des monticules, séparés par des sillons profonds, et qui font ressembler toute cette partie malade à ces élévations qui représentent les montagnes sur les cartes géographiques en carton-pierre. Dans certains endroits les élévations croûteuses s'abaissent graduellement et se continuent par leur base avec celles qui les entourent. D'autres fois elles sont implantées à pic sur le cuir chevelu et séparées de celles qui les avoisinent par des rigoles profondes où la peau paraît rouge, sans pellicules épidermiques et garnie de cheveux assez nombreux. Sur le sommet et les flancs des monticules, les cheveux qui les couvrent en assez grande abondance sont tantôt isolés, tantôt comme agglutinés entre eux.

La coloration de ces diverses masses offre un fond jaunâtre, jaune paille, avec quelques plaques blanchâtres qui sont probablement des plaques épidermiques. Le ton général offre un aspect mat. M. Bazin compare l'apparence de cet ensemble de monticules et de sinuosités profondes à celle du sol de l'Ardèche : des collines blanc-jaunâtre sur un terrain desséché.

La tête du malade n'exhale point cette odeur particulière qu'on perçoit lorsqu'on s'approche d'un individu atteint du *porrigo scutulata*. Il n'y a pas la moindre humidité sur le cuir chevelu ; par moment toute la partie malade devient le siége de démangeaisons très-vives. Fonctions digestives, respiration, circulation régulières, normales. Le malade marche et court bien. A quatre travers de doigt, au-dessous de l'omoplate droite, cicatrice d'un abcès qui a donné du pus en très grande abondance, mais pendant peu de temps et qui a été le dernier phénomène de l'affection rachitique pendant son enfance. Sur la région lombaire, de chaque côté de la colonne vertébrale, cicatrices de six cautères. Les pieds ne sont point déjetés en dehors; les jambes et les genoux sont régulièrement conformés. La seule trace de rachitisme qui existe est une courbure assez prononcée des fémurs à convexité antérieure et externe.—*Prescription :* Tisane de houblon édulcorée avec le sirop antiscorbutique. (Deux portions.)

14 *février*. — Il y a à peu près huit jours, le malade s'est aperçu d'une éruption siégeant sur la face palmaire des avant-bras et qui maintenant se montre à la face antérieure et interne de la partie inférieure des cuisses. Elle est constituée par de petites plaques rouges, assez régulièrement arrondies, disséminées sans ordre, moins larges en surface qu'une pièce de vingt centimes, saillantes au-dessus du niveau de la peau, et dont il se détache de très peti-

es squammes. Le corps papillaire de la peau s'y dessine très distinctement.

Ces plaques, qu'on prendrait au premier abord pour du psoriasis guttata, s'en distinguent cependant, en ce que la coloration n'est pas aussi vive que dans celles-ci, et en ce que l'examen avec la loupe y fait découvrir des vésicules très nombreuses, contenant un liquide transparent dans quelques-unes et légèrement jaunâtre dans d'autres.

19 *février*. — Sur une des plaques d'herpès qui siége à la partie interne et inférieure de l'avant-bras gauche, on sème de la poussière faveuse prise sur un des monticules de la tête ; une compresse est appliquée par dessus et le tout assujetti au moyen d'une bande.

22 *février*. — Aujourd'hui on examine la surface sur laquelle on avait semé du favus. On y voit un point jaunâtre qui, à la loupe, est très manifestement un godet faveux.

Cet enfant surpris en flagrant délit de vol est envoyé à la Préfecture de police.

DIX-SEPTIÈME OBSERVATION.

TEIGNE TONSURANTE, DONT LE DÉBUT REMONTE A CINQ MOIS.— ÉPILATION PLUSIEURS FOIS RÉPÉTÉE, SUIVIE CHAQUE FOIS D'UNE LOTION AVEC LA DISSOLUTION DE SUBLIMÉ, PUIS D'ONCTIONS AVEC LA POMMADE D'IODURE DE SOUFRE.—GUÉRISON EN TROIS MOIS ET DEMI.

La nommée B... (Adèle) est âgée de 12 ans; elle est d'une constitution assez délicate, d'un tempérament lymphatique. — Père et mère bien portants. Le père est bijoutier, rue Michel-le-Comte.

Cette enfant est en pension à Villiers-le-Bel; elle a contracté, dans sa pension, l'affection du cuir chevelu qu'elle porte actuellement. Au dire d'Adèle, plusieurs élèves de la même pension auraient été atteintes de maladies du cuir chevelu à l'époque où elle-même a ressenti les premiers symptômes de son affection ; elle a éprouvé quelques démangeaisons à la tête qui l'ont portée à se gratter, puis quelques pellicules ou squames se sont montrées sur deux ou trois places ; presqu'en même temps, les cheveux se sont rompus d'eux-mêmes, et on l'a fait voir au médecin de la pension. — Des pommades dont elle ne connaît pas la composition ont été appliquées sur les parties malades ; elle a pris des bains et on l'a mise à l'usage de la tisane de houblon et du sirop antiscorbutique.

La mère voyant que la maladie de son enfant se prolongeait, conçut quelques craintes et me l'amena à ma consultation dans les premiers jours de juillet.

Etat de l'enfant au 10 juillet. — Quatre plaques d'herpès tonsurant existent sur le cuir chevelu ; la plus large occupe la région temporale gauche : elle a quinze à dix-huit lignes de diamètre. Le cuir chevelu sur cette plaque est bleuâtre et fait saillie; il dépasse le niveau des parties environnantes. Les cheveux qui recouvrent la plaque sont cassés à deux ou trois lignes du cuir chevelu ; leur base est entourée d'une squamule blanchâtre. Autour de cette plaque, il existe quelques cheveux moins foncés en couleur que ceux du reste de la chevelure ; sur les trois autres plaques qui occupent les régions frontale et occipitale, l'altération est moins avancée. Chacune des trois plaques n'a guère plus de largeur qu'une pièce de cinquante centimes.

Je fis immédiatement l'arrachement des cheveux malades ; je débarrassai les plaques tonsurantes des cheveux et des squammes qui les recouvraient, et je recommandai à la mère d'épiler de nouveau les parties malades, aussitôt que les cheveux commenceraient à repousser sur ces plaques et de répéter cette opération tant que la peau conserverait une teinte bleuâtre et resterait tuméfiée. Je lui recommandai aussi de laver, après chaque épilation, les parties malades avec le solutum de sublimé et de graisser la tête avec la pommade d'iodure de soufre. A la fin d'octobre, Adèle B... était parfaitement guérie.

DIX-HUITIÈME OBSERVATION.

TEIGNE TONSURANTE.— TROIS GRANDES PLAQUES ET BEAUCOUP DE PETITES DISPERSÉES ÇA ET LA SUR LE CUIR CHEVELU.— ÉPILATION SUIVIE DE LOTIONS PARASITICIDES. (*Observation recueillie par* M. DEFFIS.)

Félix D..., âgé de huit ans et demi, fut mis en pension à Palaiseau le 1er juin 1852. Quelque temps après son arrivée, la maîtresse de pension s'étant aperçue que Félix avait, au sommet de la tête, une dartre de la largeur à peu près d'une pièce de 50 centimes, se procura de la pommade de M. Vaconsin (dite pommade des frères Mahon), et en frictionna, sans aucun bon résultat, la partie malade. Il rentra chez ses parents le 28 août, et le 7 septembre, ceux-ci firent appeler M. le docteur Fiaux, praticien distingué, qui conseilla des frictions avec une pommade d'iodure de soufre. Le mal faisant des progrès, au lieu de diminuer, Félix fut conduit le 10 octobre, d'après les conseils de M. Fiaux, dans la maison de santé, rue de Ménilmontant, N° 150, afin d'y recevoir les soins qu'exigeait sa position. Un frère plus jeune que lui ainsi que son père jouissent d'une bonne santé. Quant à la mère, elle n'est pas très bien portante depuis cinq à six ans.

Félix D... a eu une enfance maladive ; il est d'une constitution faible, lymphatique. Les ganglions cervicaux et sous-maxillaires sont légèrement engorgés. A l'inspection de la tête, on aperçoit, à huit endroits différents, des places recouvertes d'une espèce de crasse et qui paraissent dénudées de cheveux; cependant, en y portant un peu d'atten tion, on s'aperçoit que les cheveux sont seulement rompus à leur base et entourés d'une espèce de gaîne d'un blanc mat qui pointille et qui tranche sur ces plaques rugueuses, chagrinées, faisant saillie au-dessus du niveau de la peau et offrant une couleur ardoisée.

Une de ces plaques circulaires, de six centimètres de diamètre, occupe la partie postérieure et supérieure gauche du crâne, se réunissant à une autre plaque de trois centimètres de diamètre occupant la partie antérieure et supérieure, de façon à former un huit de chiffre. La troisième, qui a deux centimètres de diamètre, se trouve placée sur la bosse pariétale droite. Les autres, beaucoup plus petites, sont dispersées sur la partie antérieure du cuir chevelu.

L'herpès tonsurant se présentant avec tous ses caractères et ne pouvant pas être confondu avec une autre affection du cuir chevelu, l'épilation a été mise en usage le 15 octobre. Toutes les plaques ont été dénudées, séance tenante, et l'épilation a été portée à un centimètre plus loin que les parties malades, chose facile à voir par le contraste qui existe entre la partie saine de la peau et la partie saillante, grisâtre, ardoisée, qui est occupée par le végétal parasite. L'épilation terminée, la solution d'acétate de cuivre a été appliquée avec une brosse sur toutes les parties epilées. L'épilation a été ainsi continuée, tous les six jours, sur les parties malades seulement. Un mois après le commencement du traitement, la pommade d'iodure de soufre a été employée en frictions, alternativement avec la solution d'acétate de cuivre. De plus, l'enfant prend tous les matins une cuillerée à bouche de sirop de proto-iodure de fer. Aujourd'hui, 28 novembre, son état général t avantageusement modifié : les plaques herpétiques ne sont plus en saillie, elles sont complétement affaissées et elles ont à peu près repris la couleur normale du cuir chevelu. La teinte des cheveux qui repoussent paraît franche et non altérée comme elle l'était avant le traitement.

DIX-NEUVIÈME OBSERVATION.

TEIGNE TONSURANTE.—SIX OU HUIT PLAQUES, DONT UNE TRÈS LARGE; ALTÉRATION DES CHEVEUX AU POURTOUR DE LA PLAQUE.-- ÉPILATIONS RÉPÉTÉES.-- LOTIONS PARASITICIDES.-- GUÉRISON DANS L'ESPACE DE QUATRE MOIS. (*Nous devons les détails de cette observation à l'obligeance de M. le docteur* JODIN).

Eugène Dar..., onze ans et demi, petit garçon bien constitué, légèrement lymphatique, va à une petite pension rue Turgot. Sa mère tient un bureau d'omnibus.

Vers Pâques, la mère d'Eugène s'aperçoit que sur une petite place de la tête de son enfant, les cheveux sont comme rasés. Cette place, d'abord de la grandeur d'une pièce de 1 fr., s'agrandit malgré l'emploi des lotions alcalines ; le mal fait de sensibles progrès, et le 3 août 1852, la mère amène son enfant à la consultation de l'hôpital Saint-Louis.

3 août 1852. — Voici l'état actuel du jeune Dar... sur la région pariétale gauche, plaque saillante, hérissée, bleuâtre, squameuse, de six centimètres et demi de diamètre. Sur un point de cette plaque, de la largeur d'un centime, la peau est blanche et complétement dépouillée de cheveux, (la mère nous dit que c'est la cicatrice d'un coup antérieurement reçu). Partout ailleurs les cheveux sont tondus, les uns très près de la peau, les autres à une distance de cinq ou six millimètres; quelques-uns même ne sont pas rompus, mais cette particularité ne se rencontre que sur les bords de la plaque; les cheveux du centre sont tous brisés très près du cuir chevelu. Les cheveux sont parsemés de blanc. C'est la matière blanche qui les engaîne, les enserre, les étrangle et les tond au sortir du bulbe. Au pourtour de cette plaque existe un cercle, d'un à deux centimètres de diamètre, où les cheveux sont m-nifestement altérés dans leur couleur. Ils sont décolorés, cendrés, rougeâtres. — Les bulbes ne sont pas hérissés; il n'y a pas de squammes en cet endroit sur le cuir chevelu.

Au sommet de la tête on remarque une autre plaque irrégulièrement arrondie, de la grandeur d'une pièce de 2 francs. — Les cheveux sont coupés sur cette plaque à quelques lignes du cuir chevelu.

Le traitement d'Eugène D. n'a été commencé que le 16 août. Pendant les huit premiers jours, M. Bion a fait le dessin de ce malade. Bien que ce laps de temps ait été assez court, la maladie, dans cet intervalle, n'en a pas moins fait de sensibles progrès. Non seulement les plaques indiquées se sont agrandies, mais dans six ou huit points, sur les régions temporales et occipitale, de petits groupes vésiculeux sont apparus, comme phénomènes avant-coureurs de nouvelles plaques tonsurantes.

L'épilation de toutes ces plaques a été faite pour la première fois le 16 août. Elle a été immédiatement suivie d'une lotion avec la dissolution d'acétate de cuivre; mais ce liquide à la dose de 5 grammes d'acétate pour 500 grammes d'eau distillée était trop irritant. On s'est aperçu bientôt qu'il ne faisait qu'accroître le développement du champignon, et on l'a remplacé par une dissolution de sublimé à la dose seulement de 2 grammes par 500 grammes de véhicule. — L'épilation a dû être répétée sur les plaques chaque fois que les cheveux s'y montraient à une ligne ou deux du cuir chevelu. — On a fait graisser la tête avec la pommade d'iodure de soufre.

Le 1er décembre. — On constate les modifications suivantes dans l'état de ce petit malade. Toutes les plaques sont affaissées et de niveau avec la peau environnante. — La couleur est presque revenue à l'état normal. — Les cheveux arrachés, sur le pourtour de la plaque principale, sont repoussés et ne se distinguent plus, par leur couleur, du reste de la chevelure. Sur les plaques, les cheveux sont également repoussés et lorsqu'on les extrait avec la pince, on distingue parfaitement le bouton à leur extrémité.— La santé d'Eugène est parfaite.

15 *Décembre*. Guérison complète.

Nota. Nous apprenons à l'instant que Alexandre Lacour (13e observation) a suivi, pendant cinq mois consécutifs, le traitement des frères Mahon, depuis le mois de mai jusqu'au mois d'octobre 1848.

Paris, impr. de Pousielgue, Masson et Cie, rue Croix-des-Petits-Champs, 29.

Pl.I.

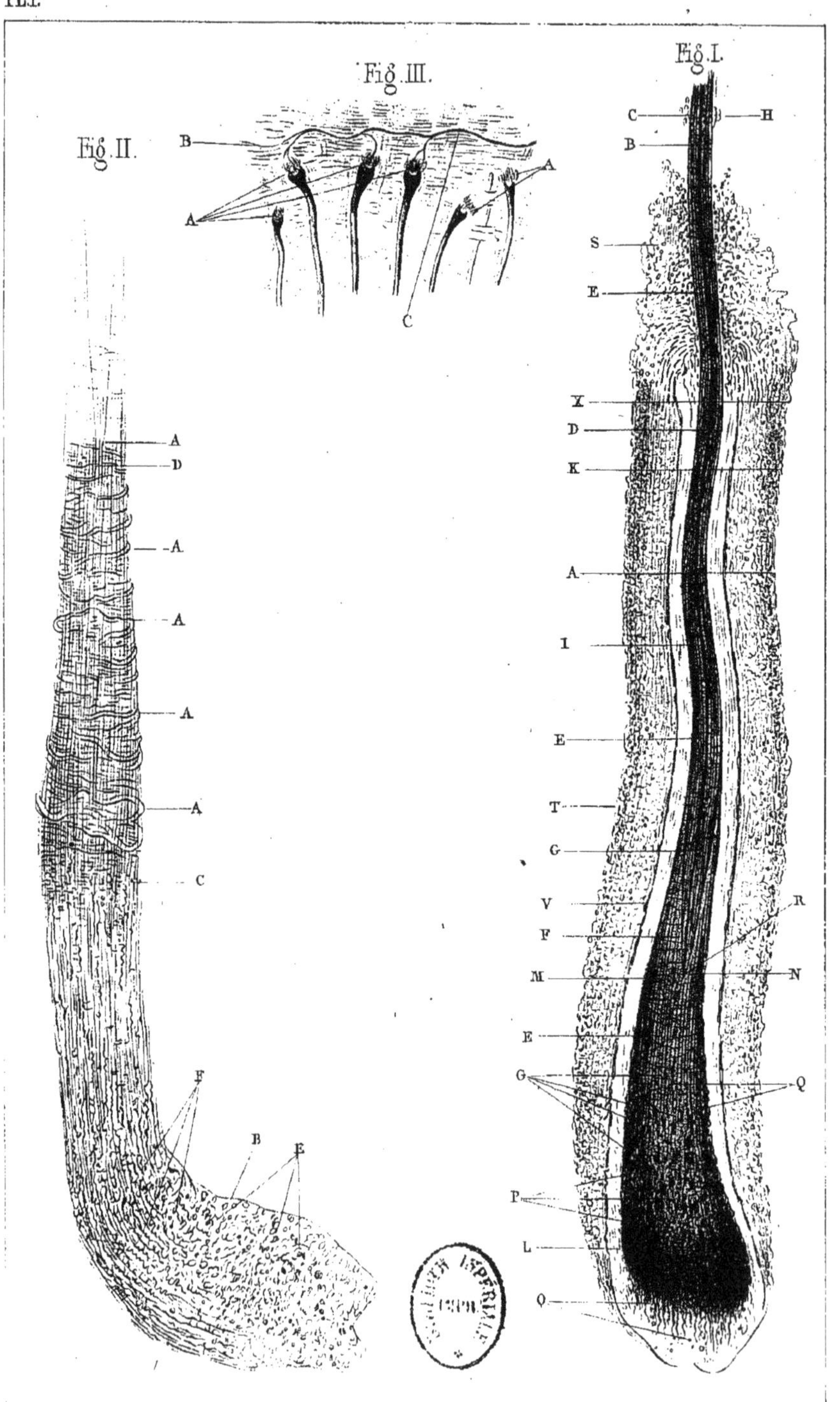

F. Bion del. N. Rémond Impr. r. des Noyers 65 Paris Visto sculp.

PLANCHE I.

FIG. 1. — *Cheveu ordinaire vu à un grossissement de 200 diamètres, réduit d'un tiers dans la gravure.*

A — Racine du cheveu.
B — La tige.
C — L'écorce.
D — La moelle.
E — Fibres longitudinales.
F — Fibres transverses.
G — Globules pigmentaires.
H — Plaques épidermiques de la tige.
I — Prolongement radiculaire de la tige.
K — La capsule.
L — Le bouton.
M — La souche.
N — L'origine du poil.
O — Chevelu de la racine.
P — Globules pigmentaires étoilés.
Q — L'origine des fibres longitudinales
R — Cône à la naissance de la tige.
S — Gaîne ou canal épidermique du poil.
X — La capsule.
T — Membrane externe de la capsule.
V — Membrane interne de la capsule.

FIG. 2. — *Poil follet vu à un grossissement de 200 diamètres.*

A — Stries transverses.
B — Le bouton.
C — La souche.
D — L'origine du poil.
E — Globules pigmentaires étoilés.
F — L'origine des fibres longitudinales.

FIG. 3. — *Coupe horizontale de la peau, qui permet de voir les bulbes pileux avec leur papille.*

A — Papille pilifère.
B — Vaisseaux des papilles.
C — Tronc vasculaire dont les branches collatérales se rendent aux papilles

PLANCHE II.

FIG. 1. — *Cheveu provenant de parties atteintes de favus.*

A — Commencement de la tige.
B — Souche.
C — Bouton.
D — Fibres longitudinales entre lesquelles existent des spores
E — Stries transverses.
F — Sporules sur la souche.
G — Sporules sur le bouton.
H — Filaments tubuleux.

FIG. 2. — *Cheveu extrait d'une plaque de teigne tonsurante.*

A — Tige du cheveu.
B — Extrémité supérieure rompue.
C — Extrémité inférieure cassée au niveau de la peau.
D — Fibres longitudinales écartées et brisées.
E — Sporules infiltrant la tige.
F — Tube sporulaire.

FIG. 3. — *Parcelle de poussière faveuse vue au microscope.*

A — Sporules isolées.
B — Spores en chapelet.
C — Tube formé de sporules réunies bout à bout.

FIG. 4. — *Parcelle de la poussière blanche, qui revêt les cheveux brisés de l'herpès tonsurant, vue au microscope.*

A — Sporules isolées.
B — Sporules réunies.
C — Tubes vides.
D — Tube sporulaire.

PL. II.

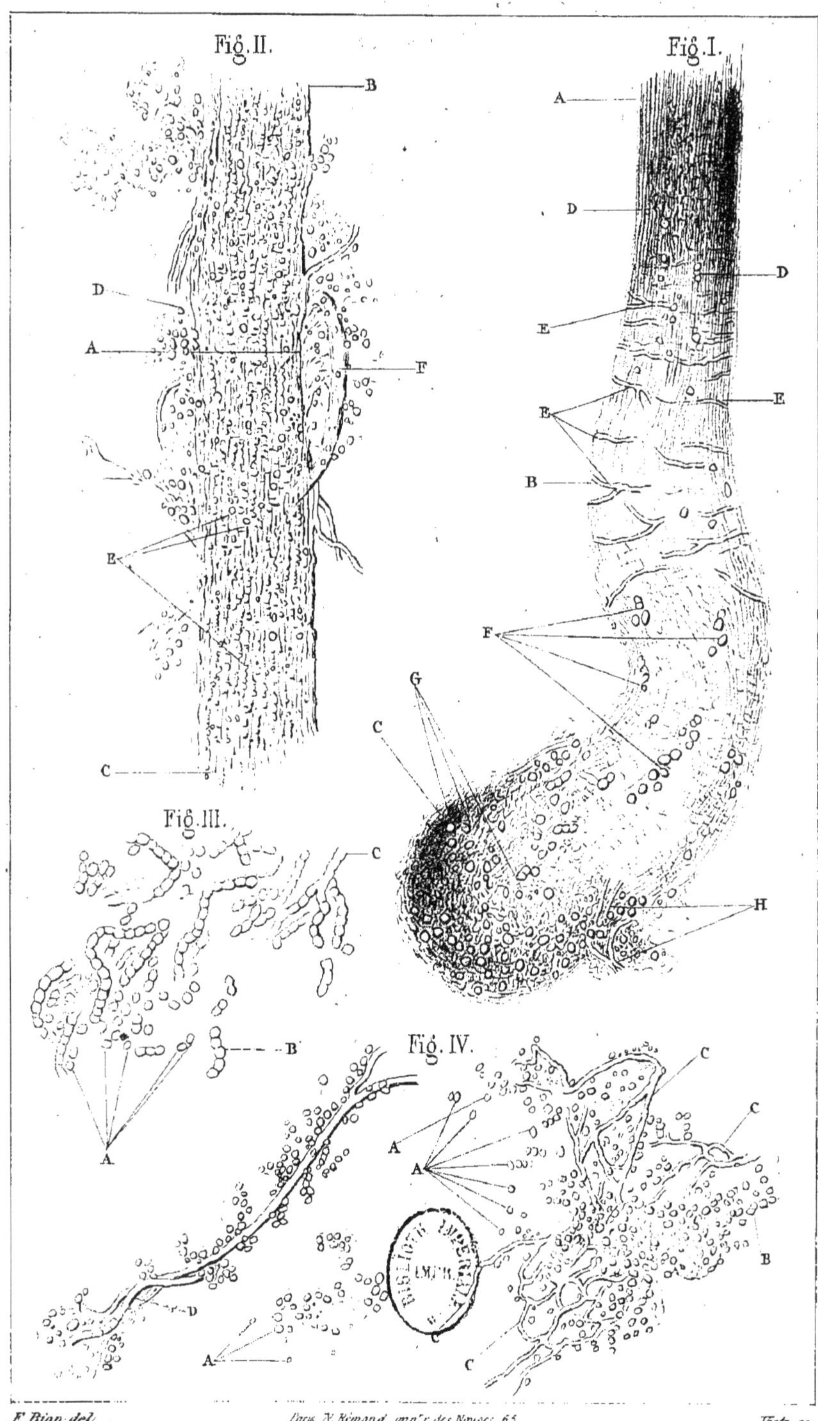

F. Bion del. Paris N. Rémond impr. r. des Noyers, 65. Visto sc.

Pl. III.

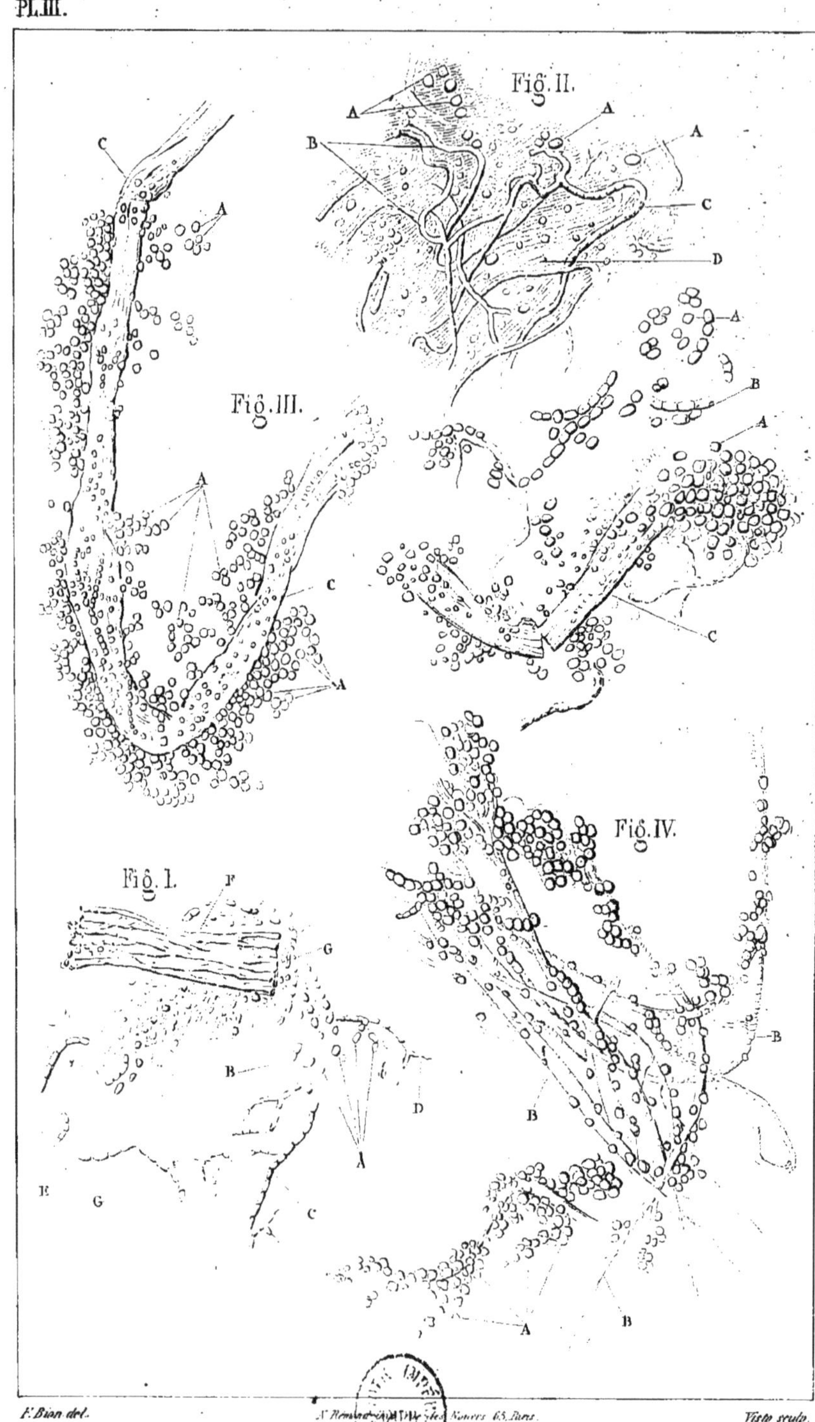

F. Bion del. N. Rémond imp. rue des Noyers 65, Paris. Visto sculp.

PLANCHE III.

FIG. 1. — *Parcelle de favus montrant des spores, des tubes sporlaires, des sporidies et des granules.*

A — Sporules isolées.
B — Sporules réunies.
C — Chaîne de sporules.
D — Tubes vides.
E — Tube sporulaire.
F — Filaments tubuleux réunis.
G — Granules.

FIG. 2. — *Parcelle de muguet, vue au microscope.*

A — Sporules.
B — Tubes vides.
C — Tube sporulaire.
D — Granules.

FIG. 3. — *Mince fragment de muscardine conservée dans une boîte depuis deux ans.*

A — Sporules isolées.
B — Chaîne de spores.
C — Tubes complexes

FIG. 4. — *Fragment imperceptible de moisissure, vu à un grossissement de 200 diamètres.*

A — Sporules.
B — Filaments tubuleux.

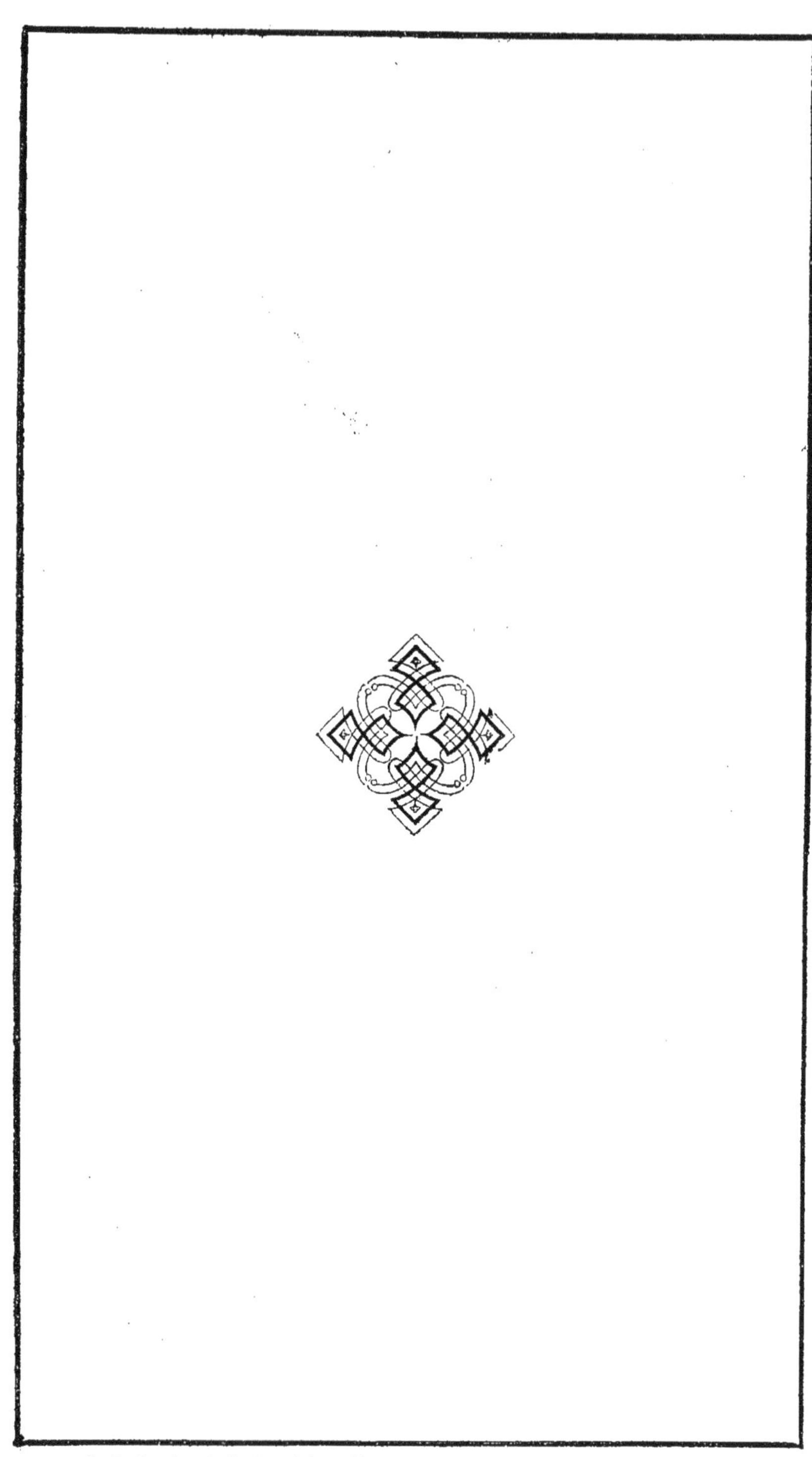

Paris, imprimerie de Poussielgue, Masson et Cᵉ, rue Croix-des-Petits-Champs, 29.

www.ingramcontent.com/pod-product-compliance
Ingram Content Group UK Ltd.
Pitfield, Milton Keynes, MK11 3LW, UK
UKHW020335230726
13925UKWH00002B/809